Sauver le médecin généraliste

Pr Patrice Queneau
Dr Claude de Bourguignon

Sauver le médecin généraliste

Odile Jacob

15, rue Soufflot, 75005 Paris

www.odilejacob.fr

ISBN : 978-2-7381-3905-4

À Hippocrate et à ses disciples
passés, présents et à venir.

« Les médecins doivent développer et entretenir parallèlement deux têtes : l'une, scientifique, l'autre, empirique. Cette exigence résulte de la nécessité de solliciter à la fois la raison et l'expérience, d'appréhender tout autant le général et le particulier, la notion stable et la mouvance de la singularité, la maladie et la personne souffrante. »

Michel SERRES, membre de l'Académie française[1].
« L'éducation médicale vue par un philosophe », Conférence 135, *Revue internationale francophone d'éducation médicale.*

Avertissement aux lecteurs

Au sortir de l'Académie nationale de médecine, mon ami Claude de Bourguignon, médecin généraliste récemment retraité, m'a demandé si j'accepterais de participer à la rédaction d'un livre destiné à valoriser le médecin généraliste.

Doyen honoraire de la faculté de médecine de Saint-Étienne (1979-1997) et passionné par les enjeux de la médecine générale (notamment la formation), j'ai accepté aussitôt avec enthousiasme d'autant que j'avais déjà pris grand plaisir à rédiger en 2010 un livre intitulé *Être médecin à Villiers-le-Bel, une éthique au quotidien. Hommage au docteur Lionel Bécour*[1].

En fait, le docteur Claude de Bourguignon et moi participons de longue date à la Commission de l'Académie nationale de médecine « Parcours et organisations des soins » constituée à parts égales d'académiciens et de médecins généralistes depuis sa création par notre regretté ami le professeur Pierre Ambroise-Thomas, président honoraire de l'Académie nationale de médecine.

Ce livre est donc le fruit d'une longue collaboration entre un médecin généraliste et un universitaire, tous deux déterminés à valoriser le médecin généraliste, et même à le sauver dans le contexte difficile qui est le sien aujourd'hui.

Patrice QUENEAU.

Préface

S'il est unanimement admis que la place de la médecine générale doit rester numériquement la première au sein de notre système de santé, on constate malheureusement un désintérêt des jeunes médecins pour cette discipline.

Cette situation est d'autant plus paradoxale que la médecine générale a désormais une reconnaissance universitaire avec la nomination de professeurs d'université praticiens ambulatoires (PUPA) mettant la médecine générale sur un pied d'égalité avec les spécialités médicales. Malgré nombre de colloques, de réunions, de rapports, le problème n'est pas résolu. Il n'était donc pas inutile d'y consacrer un ouvrage original comme nous le proposent Patrice Queneau et Claude de Bourguignon. Original ? Oui, car s'associent dans cette démarche un hospitalo-universitaire et un généraliste de terrain. Cette collaboration émane directement de l'activité de la Commission XVI de l'Académie nationale de médecine créée selon le concept de notre ami Pierre Ambroise-Thomas qui, dès 2002, avait mis en place un groupe de travail constitué de généralistes et d'académiciens en nombre égal. La disparition prématurée de Pierre Ambroise-Thomas m'a conduit, selon le désir qu'il avait exprimé, à assumer la présidence de cette Commission pour assurer la permanence de son œuvre. C'est dire que la demande de nos deux confrères s'inscrit dans le même esprit qui a été celui de notre groupe depuis quinze années de travail en commun.

Assurer au médecin généraliste la place qu'il mérite est un objectif ambitieux car il suppose de franchir de nombreux obstacles.

Personnellement, je classerais volontiers en trois catégories les impératifs de succès :

1. Préserver et améliorer les conditions d'un exercice libéral dont la nécessité n'est pas discutable.
2. Assurer aux patients une amélioration du service rendu sans surcoût rédhibitoire mais en offrant aux médecins généralistes une rémunération décente.
3. Améliorer la formation initiale des médecins généralistes autant que celle de l'ensemble des spécialistes.

Sans entrer dans une analyse détaillée du livre de nos confrères, on peut constater qu'ils se sont efforcés de relever ces trois défis.

Le grand public est peut-être plus conscient que les décideurs politiques, hantés par les considérations d'équilibre économiques, des difficultés considérables du métier de médecin et particulièrement de celui de généraliste. Sans exhaustivité on peut citer : la longueur des études médicales et la sélection drastique qui permet d'y accéder, la lourdeur des tâches imposées par une profession certes exaltante mais dévorante et ne laissant jamais l'esprit en repos, l'anxiété de devoir faire des choix et d'assumer les responsabilités mettant en jeu la vie des malades, la nécessité d'une mise à jour permanente des compétences en fonction des progrès techniques incessants. On pourrait y ajouter, ce dont seuls sont conscients les médecins, les contraintes administratives qui réduisent de plus en plus le temps consacré aux patients alors que c'est évidemment la motivation essentielle qui a conduit au choix de cette profession.

Conscients des grandeurs et des servitudes du métier de généraliste, nos auteurs nous suggèrent d'éventuels remèdes sans en sous-estimer les difficultés.

Une analyse objective et approfondie, le sérieux d'une expérience basée sur des décennies, la connaissance parfaite de l'environnement médical, paramédical et administratif, l'évaluation correcte du contexte socioculturel dans lequel exerce le généraliste, tout cela a permis à Claude de Bourguignon d'établir un bilan précis de ce que les généralistes peuvent espérer ou réclamer aux pouvoirs publics.

Réformer ou plutôt refonder totalement l'enseignement de la médecine et les méthodes de sélection actuellement basées sur une véritable dictature des mathématiques, c'est la base de réflexion de Patrice Queneau. On retrouve sous sa plume les qualités littéraires bien connues et même un brin de poésie, ce qui permet au lecteur averti de ne pas prendre à la lettre et au premier degré toutes ses propositions dont certaines peuvent nous heurter de front comme la sélection, dès le concours d'entrée, d'une filière de médecine générale. Plus important est d'éveiller l'intérêt du lecteur, même par le biais d'une éventuelle controverse, car c'est presque toujours de la confrontation d'idées contradictoires que vient le progrès. Queneau l'a si bien compris qu'il a pu réaliser à Saint-Étienne la création et le développement impressionnant d'un CHU moderne qui ne peut que soulever l'enthousiasme des médecins qui l'ont visité. C'est certainement la matérialisation spectaculaire d'une pensée ni dogmatique ni conformiste d'une remarquable efficacité.

Mais la grande leçon qu'il faut retenir de l'œuvre de nos deux auteurs est quasi philosophique : c'est la supériorité de l'homme sur la machine et de la pensée sur les attitudes imposées. En médecine, cela se traduit par la primauté de la clinique, ce qui n'est pas une attitude rétrograde mais le retour justifié aux fondamentaux.

La biotechnologie séduit à juste titre les jeunes médecins et continue à émerveiller les anciens qui sont peut-être plus aptes à mesurer le chemin parcouru. Mais la science doit rester au service de l'art, et la technique la plus séduisante peut devenir rapidement obsolète. C'est toujours au serment d'Hippocrate, prêté le jour de notre thèse, qu'il faut se référer. Si l'on ne perd pas de vue la primauté du malade sur la maladie, on écarte à la fois le risque d'une dérive scientiste tout en se pliant à la nécessité d'une bonne intégration des techniques de pointe dans la médecine quotidienne. La vulgarisation de la science et parallèlement la baisse du coût des techniques modernes sont les conditions indispensables à une pratique médicale rationnelle efficace.

Professeur Pierre GODEAU,
membre de l'Académie nationale de médecine.

Introduction

Médecin de premier recours, de la prise en charge des malades chroniques, mais aussi médecin de la prévention des risques, le généraliste est cet homme de science et de confiance, dévoué et disponible à chaque malade. Il est celui ou celle à qui celui-ci peut parler. Il est l'une des seules personnes qui sachent aujourd'hui consacrer du temps et de l'écoute, un regard attentif, du respect et de l'empathie à l'égard de celui qui souffre.

Ce livre salue les immenses progrès de la science médicale incluant les révolutions technologiques que sont le numérique, les algorithmes, les big data, les robots, l'intelligence artificielle, la télémédecine, etc.

Toutes ces avancées doivent être encouragées et… utilisées au bénéfice des malades, dans le cadre de stratégies de diagnostics et de traitements qui devront toujours rester personnalisées à chaque malade, fût-il davantage connecté et « augmenté », selon ce mot à la mode.

Pour ce faire, il y aura toujours besoin de médecins, personnes sensibles, personnes d'écoute de la souffrance et de l'indicible.

Le généraliste est là pour mettre de l'humain au cœur de la médecine, pour apporter au malade soulagement, réconfort, espoir du premier au dernier jour.

Or le nombre des généralistes diminue chaque année : moins 8 % en dix ans en France alors que l'actuel stupide concours d'entrée en médecine sélectionne des étudiants qui, pour la plupart, ne veulent pas devenir médecins généralistes.

Comment se fait-il qu'il y ait aujourd'hui aussi peu de vocations de généralistes à l'heure où affluent les candidats à faire médecine, au point que le ministère de l'Enseignement supérieur et de la Recherche ait osé proposer le tirage au sort des candidats autorisés à se présenter au redoutable concours d'entrée en médecine ! Imaginez-vous votre futur médecin tiré au sort ? Inacceptable !

Ainsi, la baisse régulière de généralistes libéraux fait légitimement se poser de nombreuses questions :

– Aurai-je un médecin généraliste demain ?
– Est-ce que son mode d'exercice va changer ?
– Quelle sera la place des maisons de santé pluridisciplinaires ?
– Aurai-je encore la liberté de choisir mon médecin ?
– Quelle sera sa disponibilité pour me soigner et m'écouter, et avec le temps nécessaire ?
– Les déserts médicaux seront-ils résorbés demain ?
– Comment mon médecin généraliste aura-t-il été sélectionné et formé ?
– Comment susciter les vocations de généralistes dont notre pays a besoin ?

Nous aborderons ces questions sans concession. Nous y apporterons des solutions précises. Des réformes profondes et urgentes s'imposent. Sauver le médecin généraliste, c'est un enjeu majeur pour la société et une raison d'espérer pour le malade.

Chacun de nous est concerné.

Alors attachez vos ceintures et lisez ce livre.

Patrice QUENEAU,
Claude DE BOURGUIGNON.

PREMIÈRE PARTIE

Une vie de médecin généraliste, témoignage et réflexions

Claude de Bourguignon

La réflexion que je souhaitais exprimer sur quarante années d'activité en médecine générale fut rendue possible par l'initiative du professeur Pierre Ambroise-Thomas, président d'honneur de l'Académie nationale de médecine. Dès 2002, il m'invita, avec d'autres médecins généralistes « de terrain », à participer au groupe de travail qu'il avait créé à l'Académie de médecine, devenu ensuite la Commission XVI « Parcours et organisation des soins ».

Cette commission présenta plusieurs rapports sur la médecine générale adoptés en séance par l'Académie de médecine.

C'est là que je rencontrai M. le professeur Queneau. Il ne m'était pas inconnu. Durant mes années d'internat, j'appréciais déjà ses déclarations dans la presse médicale sur le médecin généraliste, sa formation, son rôle difficile. Je veux ici le remercier d'avoir accepté d'élargir amplement cette réflexion à la lumière de son expertise hospitalo-universitaire.

CHAPITRE 1

La médecine générale, médecine clinique

J'ai choisi librement de pratiquer la médecine générale, inspiré par mon médecin généraliste d'abord, puis, plus tard, au cours de mes études au CHU Henri-Mondor (Paris-XII-Créteil), par plusieurs patrons *cliniciens*, qui m'ont conforté dans ce choix. J'ai connu la chance d'exercer ce beau métier difficile, passionnant, source de grands bonheurs dont l'image a été dégradée par des décisions malheureuses et les appréciations méprisantes de ceux qui en ignorent les réalités.

Instantanés cliniques à l'hôpital et en cabinet médical

Synthèse clinique et décision : Maurice Rapin, réanimateur médical

1973. J'ai la chance de terminer mon externat chez le professeur Maurice Rapin, chef de service de réanimation médicale à l'hôpital Henri-Mondor (Paris-Créteil). Le « turnover » est impressionnant : au cours des gardes, jusqu'à trois malades peuvent se succéder sur le même lit en vingt-quatre heures.

Ce jour-là, un patient nous inquiète particulièrement : tout juste arrivé d'un autre service, il est très déshydraté… sans cause précise reconnue.

Les chefs de clinique analysent, pensifs, la feuille de réanimation, pour élaborer de savants mélanges à perfuser.
Le lendemain matin, jour de la « grande visite », le patient est cadavérique. Le patron entre dans la chambre du malade, le cas étant grave, c'est le chef de clinique qui présente le dossier.
À l'énoncé des résultats, des perfusions... Le patron, qui n'a cessé d'observer le patient, est visiblement agacé. N'y tenant plus, autoritaire, il coupe la parole à son chef de clinique : « X. Vous m'enlevez vos perfusions qui aggravent ce malade ! » Puis, s'adressant à l'infirmière responsable du patient : « Vous réhydratez immédiatement ce patient par sonde gastrique. » Stupeur de la visite ; le ton inhabituellement autoritaire déclenche dans l'instant l'exécution du geste par l'infirmière.
Le lendemain matin, le patient, ressuscité, prenait son petit déjeuner assis dans son lit.
Soudain, cette médecine de pointe, si technique, si brillante, était mise à terre par le bon sens et la simplicité.
Cette leçon magnifique d'un des initiateurs de la réanimation médicale française fut pour moi un véritable choc : d'un coup d'œil, avec des moyens combien simples, on pouvait être efficace... Mais quelle expérience, quel travail pour en arriver là !

Une belle histoire d'examen clinique

Le docteur André Fonteille, mon prédécesseur, venait souvent me voir au cabinet pour « parler médecine »... Avec délectation !
Pour lui, l'examen clinique était essentiel : « Il y a un moment pour faire un diagnostic, après ce moment c'est trop tard », me disait-il.
Un de ses récits a particulièrement attiré mon attention. Appelé pour examiner un nourrisson de 8 mois dont les pleurs inquiétaient la maman, il décida de l'hospitaliser pour appendicite aiguë. Diagnostic rare et difficile.
En fin de journée, il se rendit à l'hôpital pour prendre des nouvelles. Surpris de trouver l'enfant dans un berceau en pédiatrie, non opéré, il appela l'interne pour avoir une explication. Après échange de leurs conclusions, l'interne n'ayant rien trouvé de plus après un nouvel examen, André Fonteille proposa de réexaminer lui-même le nourrisson ; il retrouva la même défense et confirma que ce nourrisson avait un ventre chirurgical, très probablement d'origine appendiculaire, et qu'il fallait le montrer d'urgence au chirurgien de garde. Bien que sceptique, l'interne accepta la proposition.

Ce nourrisson de 8 mois fut opéré en urgence le soir même d'une appendicite aiguë sévère en voie d'abcédation.
Aujourd'hui bien sûr, on imagine que les moyens techniques modernes auraient permis de faire ce diagnostic... En sommes-nous si sûrs ?

Découverte d'une hyperthyroïdie chez une fillette de 9 ans
Sa maman me la fait consulter pour des vertiges qui évoluent depuis quelque temps.
La maman et les proches craignent une « tumeur au cerveau » ; à l'école on évoque une « déprime ».
L'examen clinique, très complet, ne retient qu'une thyroïde un peu dure et augmentée de volume ; le cœur est un peu rapide, mais l'émotivité à cet âge peut l'expliquer.
Le résultat du bilan thyroïdien demandé en urgence confirmera l'hyperthyroïdie.

Au fait, c'est quoi, la médecine « clinique » ?

La signification la plus communément connue du mot clinique est un lieu : une clinique, mais, quand on parle de « médecine clinique », on évoque une pratique médicale utilisant le contact sensoriel entre un médecin clinicien et son patient, avec l'aide des instruments simples que tout le monde connaît : stéthoscope, marteau à réflexes, otoscope, spéculum... Ce praticien pourra s'aider d'instruments plus sophistiqués comme un électrocardiographe, un Doppler veineux ou un échographe qui nécessitent une formation technique complémentaire. Résultat d'un apprentissage rigoureux, cette compétence s'acquiert par la connaissance théorique précise de la sémiologie complétée par sa pratique au lit du malade. Elle fait appel à tous les « sens » du médecin : l'audition, la vue, le toucher et même l'odorat. Il en résulte des gestes, mystérieux pour beaucoup de patients, qui composent l'examen médical, point de départ incontournable de la prise en charge du patient par son médecin. Il serait bien long d'énumérer tout ce que chaque sens peut révéler au médecin. Et impossible de résumer la complexité de la synthèse qui en résulte. Rien que l'audition est riche d'enseignements, dans l'auscultation bien sûr, mais également dans l'écoute du patient : la voix, le débit des mots, le timbre permettront déjà de soupçonner une dépression ou un problème organique, les deux pouvant être liés !

La médecine clinique, c'est d'abord de la communication entre deux personnes au cours du colloque singulier que constitue la consultation. C'est un exercice difficile où le médecin doit comprendre et se faire comprendre : que signifient les mots de « ce » patient ? Comprend-il les miens ? Parlons-nous toujours du même sujet ? Les mots et leurs significations sont rarement les mêmes : la douleur, toujours subjective, est souvent déjà interprétée par le malade : « Docteur, j'ai une sciatique ! » Il faut en permanence recadrer le problème par un interrogatoire rigoureux sans pour autant inquiéter ou agacer le patient. Les causes de fausses routes, risque permanent de cette communication difficile, sont trop fréquemment extra-médicales. Formation à la communication et formation à la pratique sémiologique sont les deux fondamentaux qui différencient la médecine clinique de la médecine technique aidée, elle, par des outils diagnostiques de plus en plus performants ; ces deux médecines se complètent en s'aidant mutuellement.

Devenir un bon clinicien nécessite un apprentissage long et rigoureux qui s'affinera avec l'expérience ; c'est la garantie, autant que faire se peut, d'une pratique médicale précise et économe.

Autres instantanés d'examens cliniques en médecine générale

Une grossesse extra-utérine… de toute fin de journée !

Il est tard ce soir, la consultation « libre » n'en finit plus. Je redoute le bruit de la porte d'entrée du cabinet qui annonce l'arrivée d'un « dernier » patient. La liste des patients examinés depuis 7 heures ce matin est longue. La fatigue se fait sentir.

Il reste une seule personne qui a insisté pour me voir. C'est une jeune femme. Elle a « mal au ventre ». Après discussion, elle me signale un retard de règles.

Je lui pratique un examen complet. Bien m'en a pris ! L'examen gynécologique trouve un élément très douloureux qui, dans ce contexte, m'évoque d'emblée une grossesse extra-utérine.
Hospitalisée en urgence, elle sera opérée le soir même d'une grossesse extra-utérine en risque de rupture.

Appendicite, se méfier du cas atypique !

Le tuyau d'internat décrit ainsi « en substance » les critères du diagnostic de l'appendicite typique : douleur à droite, constipation, fébricule à 38 °C, vomissements, défense en bas du ventre à droite, point que nous, médecins, appelons le « Mac Burney », et hyperleucocytose (élévation anormale des globules blancs).
Un jeune adulte m'appelle à son chevet pour une « gastro ». Nous sommes en pleine épidémie ! Effectivement, il en présente les symptômes : fièvre élevée, vomissements, diarrhées abondantes et douleurs abdominales diffuses. À l'examen clinique, le ventre est sensible dans son ensemble, pas de douleur localisée suspecte et aucune réaction de défense de l'abdomen. Pourquoi ai-je un doute ? Je demande en urgence une analyse de sang. Sur le résultat obtenu très vite, les globules blancs sont bas, ce qui orienterait plutôt vers une cause virale. Méfiant, je décide quand même de l'hospitaliser en chirurgie pour surveillance. Bien m'en a pris : l'évolution des symptômes en quelques heures a permis de l'opérer aussitôt d'un abcès appendiculaire !
La forme clinique typique ? Parlez-moi d'autre chose !

Choc septique

Un couple d'amis. L'époux m'appelle car sa femme « traîne une grippe » depuis dix jours.
Elle se sent mal, délire, présente une fièvre élevée. Son médecin, bloqué au cabinet, ne pourra la visiter que ce soir. Dès mon arrivée, il est évident que « ça va mal » : frissons, fièvre, délire. Le poumon est infecté dans son ensemble. Cette femme suit un traitement par immunosuppresseur pour une affection rhumatologique. Le risque d'un choc septique avec ses complications gravissimes est réel. Hospitalisée en urgence, elle fera bien « son » choc septique, mais, heureusement, à l'hôpital où elle sera traitée en urgence et guérie.

Un petit souffle abdominal…

Cette femme adulte souffre de l'« estomac ». Elle a déjà été traitée pour un ulcère duodénal.
Effectivement, l'examen retrouve une douleur à la palpation dans la région para-ombilicale droite. Cette douleur est curieusement très précise. On m'a appris qu'il fallait toujours ausculter le ventre ; je le fais systématiquement. Au point douloureux, il existe un souffle très discret, typiquement artériel. L'artériographie montrera un anévrysme de l'artère pylorique qui sera traité. Les douleurs ne sont jamais réapparues.

C'est aussi ça, la médecine

Cette femme mariée présente une paralysie du bras gauche « de naissance », dit-elle.
Suite à un conseil « médical », elle ne veut pas d'enfant car elle risque d'enfanter d'un bébé « anormal ».
Il m'a fallu un peu de temps pour oser aborder ce sujet dont elle ne veut pas parler. Ce handicap ne ressemble à aucune pathologie génétique mais bien à une paralysie comme on en voit dans les poliomyélites par exemple. Je demande un bilan neurologique pour la rassurer et pouvoir lui conseiller raisonnablement de « tomber enceinte » : il n'y a rien de génétique dans tout cela.
Elle a accouché d'un magnifique garçon.

Retour aux « fondamentaux »

Cette semaine je suis de garde toutes les nuits.
Cette nuit, il neige et le plafond est bas. Vers 23 heures, le téléphone sonne :
« Docteur, mon mari a très mal au ventre, c'est pas un douillet.
– Où habitez-vous ?
– C'est compliqué. »
Elle me donne rendez-vous à un endroit que je connais et me prévient qu'il y aura de la marche !
Elle n'a pas menti, nous brassons dans la neige jusqu'aux genoux dans une montée raide qui n'en finit plus. Arrivé dans ce chalet d'alpage, complètement isolé, je me retrouve face à un solide gaillard d'une quarantaine d'années qui « ne consulte jamais le docteur ». Celui-là, si je veux le déplacer dans ces conditions acrobatiques, il faudra que j'aie des arguments solides !

Je l'examine mais je n'arrive pas à me décider sur la cause de sa douleur. Alors je reprends mon examen en utilisant tous les gestes d'examens que j'ai appris. À la fin, j'envisage un diagnostic sans en être totalement certain.
Il faut bien que je me décide car il souffre toujours : appendicite, colique néphrétique, occlusion intestinale. Je l'ai traité sur place en restant à ses côtés jusqu'à ce qu'il se sente mieux et même au-delà. L'évolution m'a prouvé qu'il s'agissait bien d'une colique néphrétique dont le tableau totalement bâtard m'a donné bien du fil à retordre. Facile le diagnostic de colique néphrétique ?
Je vous prends au mot !

La médecine générale, magnifique engagement de la prise en charge de l'être dans sa globalité, est héritière d'Hippocrate qui en a défini les fondements.

Paradoxalement, cette spécialité, toujours plébiscitée par les patients, a été mise à mal depuis plusieurs décennies par certains courants de pensées et des décisions diverses.

D'aucuns ont même souhaité, et souhaitent encore, sa disparition.

Les espoirs de ces détracteurs sont aujourd'hui dépassés. La désaffection actuelle pour cet exercice est dramatique sachant que dix années sont nécessaires pour former un généraliste et qu'il en faut davantage pour qu'il soit expérimenté, cela dépendant de sa pratique qui est directement liée à la qualité de sa formation.

Cette désaffection a fait suite à des causes multiples.

Tout d'abord, la raréfaction du modèle. Nos plus jeunes collègues ont été soignés plus souvent par un pédiatre, un gynécologue, que par un médecin généraliste. Durant leurs études, jusqu'à un passé récent, ils ont côtoyé peu d'enseignants hospitaliers aptes à les ouvrir à la médecine générale, par méconnaissance souvent, par mépris parfois !

Ensuite, l'image calamiteuse d'une spécialité « mineure », soumise à des exigences administratives de plus en plus envahissantes et des niveaux d'honoraires totalement inadaptés à des consultations prolongées, a découragé de nombreux étudiants. Tant et si bien qu'à l'examen classant national la « part belle » fut faite aux spécialités au détriment de la médecine générale. Le choix des derniers du classement ne se limitant « qu'à » des postes de médecine générale, le généraliste devint le « sélectionné par l'échec », majoritairement tout du moins.

Aujourd'hui, on crie au secours après avoir mis le feu. Bonne nouvelle ?

Pas vraiment. On voit se dessiner les contours d'une pratique planifiée de la médecine générale où le médecin se trouverait réduit au rôle de simple coordinateur d'examens spécialisés, transférant une partie de ses compétences médicales, appliquant des protocoles, assurant la fluidité du parcours de soins, envahi de paperasses diverses. Tout cela lui octroierait une rémunération forfaitaire dont la valeur dépendrait du bon vouloir de l'administration…

La situation de la médecine générale, les circonstances économiques, les aspirations nouvelles de nos jeunes confrères, la féminisation de la profession nous donnent l'occasion de faire évoluer notre système de santé. La médecine, les mentalités, l'environnement et les relations humaines évoluent ; des adaptations sont inévitables mais elles devront toujours permettre une médecine à la fois efficace, économe et humaniste.

Les conséquences de toute décision prise aujourd'hui seront lourdes. Les « fondamentaux » de la médecine générale, premier acte du parcours de soins, seront toujours diagnostiqués au plus juste pour soigner au mieux, comprenez « compétence clinique » et « compétence thérapeutique », et cela quels que soient l'environnement technique, professionnel et les modes d'exercice à venir. De la qualité de cette pratique dépendra toujours la performance globale de notre système de santé « à la française ». *Et l'avenir de ce système, c'est une médecine générale d'excellence.*

CHAPITRE 2

La médecine générale, une image déclassée

Trentenaire, elle vient me consulter de temps en temps pour des bricoles. Aujourd'hui, c'en est une de plus : une « rhino » qui la gêne beaucoup car dans trois jours elle part en week-end. Consultation sans intérêt médical particulier, j'ai le temps de lui demander des nouvelles de son travail, de ses proches que je soigne également.

La consultation se termine. Je lui donne son ordonnance.

« Avez-vous le droit de me renouveler ma pilule, je n'ai plus le temps d'aller chez mon gynéco ? »

La question me surprend, mais j'y réponds que j'en ai le droit et surtout la compétence.

« Ah bon, vous connaissez la gynécologie ? ! » À cette question me reviennent des souvenirs d'internat : je suis en gynécologie médico-chirurgicale et obstétrique pour un stage de six mois qui complète un stage de six mois en pédiatrie-néonatalogie. Nous sommes deux internes dans le service, de garde une nuit sur deux, un week-end sur deux, présents dans le service du lundi matin au samedi après-midi. En plus du travail dans le service, au lit des hospitalisés, nous participons aux consultations, aux aides opératoires au « bloc » où notre patron nous fait constater *de visu* en cours d'intervention les anomalies anatomiques découvertes lors de l'examen clinique. Nous ne comptons pas notre temps, avides d'apprendre pour savoir et bien faire. Une fois installés, nous avons entretenu cette compétence en la pratiquant régulièrement pour les patientes qui nous faisaient confiance dans ce domaine, tout en restant en contact régulier avec notre service formateur.

> La question posée par cette jeune femme est un des signes de la dégradation de l'image du généraliste : dès sa naissance, sa maman l'a confiée à un pédiatre qui l'a adressée ensuite à un gynéco et au généraliste seulement pour les vaccins !

Être « omnipraticien » fut longtemps un choix volontaire et noble, on parlait même de « vocation ». La formation clinique et thérapeutique reçue en CHU fut, pendant un temps, appropriée. Suite à l'hyperspécialisation des services hospitaliers, un décalage se produisit entre la médecine générale « de ville » et la médecine « hospitalo-universitaire ». Dès le milieu des années 1970, les médecins généralistes subirent des attaques de toutes sortes largement médiatisées. C'était le triomphe des spécialités. Il fit des ravages. Des économistes, certains universitaires, tous y allaient de leur couplet destructeur ; insuffisance de formation, incompétence, erreurs diverses, retard des diagnostics. Un professeur de médecine très médiatisé déclara en direct au cours d'une émission télévisée que les malades cancéreux mouraient de l'incompétence diagnostique « des généralistes » !

La suite ? Tous les médecins généralistes la connaissent.

On peut citer, pêle-mêle, des blocages d'honoraires ; des augmentations attribuées au gré de négociations sans fin ; diverses « expérimentations » sans lendemain : la mise en place puis l'arrêt du médecin référent, les « amendes » pour « mauvaises » pratiques, le « nouveau » carnet de santé vite oublié ; des honoraires insuffisants interdisant l'embauche d'aide médicale (standardiste ou secrétaire) ; des augmentations régulières de charges ; la non-reconnaissance de la formation initiale complémentaire, de la formation continue, des acquis de l'expérience ; l'absence d'une évolution de carrière ; la paperasse invasive et les contraintes administratives toujours plus présentes, des rémunérations forfaitaires à l'évolution traînante.

L'informatisation « obligatoire », excellente chose en soi, dont la mise en place en dépit du bon sens fut agrémentée de menaces de sanctions. À cette occasion, les généralistes furent littéralement « jetés en pâture » à une multitude d'éditeurs de logiciels médicaux qui saisirent l'aubaine d'un tel marché. Malheureusement, beaucoup de ces logiciels étaient incompatibles entre eux et inadaptés aux évolutions du cahier des charges de la Sécurité sociale ; leur disparition – prévisible – et leur remplacement occasionnèrent pertes de temps, pertes de données, pertes financières aux médecins généralistes.

L'examen classant national, qui fit de la médecine générale une profession « choisie par échec ». La « réquisition » de généralistes pour assurer les gardes, sans repos compensateur, alors qu'ils accumulaient cinquante à soixante heures de travail par semaine, fut un autre point de crispation.

La « Sécu », qui s'invita dans les cabinets médicaux pour argumenter la pratique de chaque généraliste à partir de statistiques globales. Effectuée par une simple employée non-médecin, cette démarche en disait long sur le mépris de l'administration pour les généralistes (voir *infra*).

Le consumérisme médical des patients, très largement facilité, voire encouragé, par une rémunération unique de la consultation, favorisant ainsi une médecine qualifiée d'« abattage », « symptomatique », et oubliant dans le même temps la médecine d'investigation et de suivi. Pourtant, quoi de commun entre ces consultations de pathologies bénignes dont la seule justification est une demande d'arrêt de travail, un traitement de confort ou un certificat inutile, et une consultation de fond ? La réflexion et la réforme nécessaires qu'imposait cette évidence furent ajournées, effet pervers inattendu, par la mise en place du « secteur 2 ». En résultèrent des honoraires du « secteur 1 » de plus en plus ridiculement décalés[1] face à la complexité volontairement ignorée d'une consultation de médecine générale, créant une nouvelle discrimination dans un système de rémunération tout acquis à la technique triomphante…

Le résultat de tout cela ? Un métier très difficile, méconnu et insuffisamment reconnu !

Le médecin généraliste vu par Jean Hazard, professeur de médecine, interniste (CHU Henri-Mondor, Créteil)

1970, je suis externe en médecine interne-endocrinologie.

Ce matin, les nouvelles observations s'empilent : notre service était de garde cette nuit. L'heure de la visite du patron, Jean Hazard, approche…

Panique, il me reste encore une observation à faire. Avant d'examiner mon malade, admis dans la nuit, je lis la lettre du médecin traitant : elle est fort succincte et totalement illisible.

Furibard, je barre d'un énorme point d'interrogation rouge la lettre de ce confrère médecin, y ajoute un petit commentaire peu amène que je signe lisiblement de mon nom et la renvoie à son auteur.

Quelques jours après, lors d'un « staff », le patron nous rapporte la visite d'un confrère généraliste qui est venu se plaindre de l'attitude d'un externe : je reconnais mon cas ! Il se lance alors dans un véritable plaidoyer de la médecine générale, en explique les difficultés et la fatigue bien compréhensible des fins de journée. Après le staff, il me prend en aparté. Il me reproche avec bienveillance mon attitude même s'il a compris mon geste et apprécié qu'il ne soit pas anonyme ; il me répète les difficultés du métier de généraliste.

Je le prie de m'excuser et le remercie.

Cette leçon est restée gravée dans ma mémoire. J'en ai surtout retenu la confraternité respectueuse de ce chef de service à l'égard de ses confrères médecins généralistes de ville dont il invitait certains à suivre sa visite.

Cela n'a pas empêché qu'à mon tour je sois rapidement devenu illisible après mon installation… et très indulgent vis-à-vis des jeunes internes qui s'en plaignent !

Entretien avec une employée de la Sécurité sociale : le médecin généraliste vu par la « Sécu »

Un rendez-vous d'une demi-heure est pris depuis plusieurs semaines à mon cabinet, sur mon temps de consultation, aux heures légales avec une employée de la Sécu. Se présente une femme jeune, pas forcément désagréable mais un peu pète-sec ; mon accueil est poli.

Elle vient me montrer mon profil de prescripteur : aujourd'hui, les antibiotiques. Alors que, sur la période choisie, mon profil reste banal, elle m'argumente sur mes prescriptions de quinolones. En effet, le graphique qu'elle me montre témoigne d'une utilisation de quinolones un peu plus élevée que d'habitude. Suit une leçon de bonne pratique des quinolones... Je m'efforce de rentrer mon agacement d'être argumenté par cette personne très peu qualifiée pour s'autoriser de telles remarques sur mes prescriptions ; d'autant que son relevé de prescription est en données brutes et ne tient absolument pas compte des pathologies traitées. Je sais parfaitement dans quelles circonstances je prescris cette classe d'antibiotiques : durant la période incriminée, j'ai traité différentes affections et infections urinaires chez des patients jeunes et moins jeunes.

L'augmentation exceptionnelle de ces pathologies que je pouvais parfaitement documenter n'était pas de mon fait ! Par contre, mes diagnostics précoces de cystites, de pyélonéphrites, de prostatites, de surinfections de biopsies de prostate et de divers cancers urinaires avaient permis des traitements rapides, évitant ainsi de nombreuses hospitalisations, des soins plus longs, plus onéreux, et des suites certainement plus compliquées.

Une fois « ma leçon » reçue, j'explique tout cela à mon interlocutrice et m'étonne du manque de précision de la méthode et de la conclusion déduite qui est à l'évidence injuste.

Dialogue de sourd ! Dialogue inutile ! Comment aurait-il pu en être autrement ? Que de temps perdu ! À la fin, excédé, je la plains de devoir effectuer une telle démarche.

Résultat d'un tel entretien ? Ma rage envers cette administration méprisante et injuste alors que je sais, en conscience, avoir rempli pleinement mon rôle de soignant.

En justice, avant d'être jugés, les pires actes bénéficient de la présomption d'innocence. Pourquoi nous autres médecins ne bénéficions-nous pas de la présomption de vouloir bien faire ?

Changement de logiciel

Je me suis informatisé en 1997. Pour un cabinet de médecine générale, créé par mon prédécesseur en 1945, qui « tournait » plus de soixante heures par semaine, ce fut une épreuve d'endurance dont je me souviens encore. Le plus éprouvant a été de changer plusieurs fois de logiciels pour des raisons chaque fois différentes mais avec le dénominateur commun de dysfonctionnements.

J'ai changé quatre fois de logiciels. Et de matériel bien évidemment. Je me souviens particulièrement du changement de logiciel et de matériel après mon association : souvent en panne et obligés d'attendre des interventions de plus en plus fréquentes, mon associée et moi avons bien été contraints de changer notre logiciel. D'après le « pro », la récupération allait bien se passer et nous ferait oublier nos soucis passés. La désillusion fut aussi brutale que sévère ! En raison d'une « incompatibilité de logiciels qui n'était pas prévue au programme », toutes les données de vaccinations de l'ensemble de nos dossiers furent perdues sans espoir de pouvoir les récupérer. Et, comme si cela n'était pas suffisant, les courriers scannés de nos correspondants de trois années consécutives avaient disparu. Par la suite, nous avons constaté que les diagnostics du logiciel « récupéré » n'étaient plus pris en compte dans les contre-indications des prescriptions médicamenteuses. D'autres « détails » se révélèrent encore au fur et à mesure, si bien que la moindre mise à jour devint une véritable angoisse. Après trois années de « galères », le quatrième logiciel fut enfin le bon ! Que de temps passé, que d'énergie perdue…

Autres temps…

Tout début des années 1950, ma prime jeunesse.

Depuis quelques jours, je suis malade, au fond de mon lit, fiévreux avec toux et mal de gorge. Les symptômes persistant, mes parents ont décidé d'appeler notre médecin traitant ; il doit me visiter ce soir. Pour le recevoir, Maman m'a douché, a aéré et rangé la chambre, changé mes draps, préparé la « petite cuillère » posée sur une serviette propre pliée sur une petite assiette.

Maman n'a pas besoin de répéter comment je devrais me comporter ; même si elle assiste à la visite, je devrai répondre moi-même aux questions du docteur et me laisser examiner sans faire aucune difficulté.

L'heure du dîner passe. Pour mes parents, il serait inconvenant de passer à table avant la visite de notre médecin. L'attente se prolonge, j'entends mes parents plaindre notre docteur qui travaille tant ; pas un mot désagréable à son encontre, bien au contraire : nous avons tant confiance en lui…

La sonnette du portail du jardin retentit enfin ; avant même que Maman atteigne la porte d'entrée, notre docteur a monté l'escalier quatre à quatre et ouvre déjà la porte.

L'ambiance de ces visites est toujours chaleureuse.
J'ai gardé une vraie nostalgie de ces moments presque privilégiés… même si je craignais la petite cuillère et surtout la prescription éventuelle de piqûres par la sœur infirmière.

… Autres mœurs !

Début des années 2000, je suis médecin généraliste depuis bientôt vingt-six ans.
Je reçois un appel pour visiter une femme que je soigne depuis plusieurs années. Devant l'insistance de l'époux, je promets d'effectuer ma visite le soir même, mais tard.
Vers 21 heures, j'arrive devant leur porte. Je sonne, personne ne répond. Je sonne à nouveau plus longuement, ça bouge enfin derrière la porte qui s'entrouvre : c'est l'époux en pyjama. Visiblement, il était couché. Je demande à voir son épouse ; à ce moment, du fond de la chambre j'entends demander :
« Qui c'est ?
– C'est le docteur, répond-il.
– Fous-le à la porte, c'est pas une idée de nous déranger à cette heure ! »
Je suis parti et ne les ai plus jamais revus, sans aucun regret.

Toujours en 2000 et quelque, je suis appelé auprès d'une jeune femme trop fatiguée pour se déplacer. J'arrive devant la porte, je sonne, comme rien ne bouge et connaissant la situation de cette malade, j'ouvre la porte qui n'est pas fermée à clé et entre afin de lui éviter de se lever. Pour moi, c'est une habitude fréquente d'entrer quand la porte reste volontairement ouverte pour éviter au patient fatigué de se lever de son lit.
Sortant de la cuisine me tombe dessus un agité d'escogriffe, c'est le copain de la malade : « Qui vous a permis d'entrer ? »
Je me présente.
Aucun dialogue n'étant possible, je lui dis d'appeler le médecin de garde et m'en vais. Il continue de m'insulter par la fenêtre ouverte. Pauvre jeune femme !

Que de changements en un demi-siècle !
Oubliées la patience, l'amabilité, la petite cuillère, la propreté !

Aujourd'hui nous avons plus souvent droit à des chambres à l'atmosphère confinée, à des tables de cuisine où survivent quelques taches grasses et sucrées du repas précédent pour rédiger nos ordonnances, *idem* pour la chaise sur laquelle on nous fait asseoir. Sans oublier la télé qu'on laisse allumée pendant la consultation… Où donc s'arrêtera cette dégradation des relations humaines ?

CHAPITRE 3

Le médecin généraliste : utile et nécessaire

On nous prédit le triomphe d'une médecine de haute technicité exercée par des hyperspécialistes pour le plus grand bien de tous et notre immortalité prochaine. Dans les pays riches, s'entend ! Face à un tel discours, le médecin généraliste semble bien décalé, pour ne pas dire ringard. Son avenir, imaginé par des esprits très supérieurs, serait celui d'un trieur supersecrétaire de l'administration. Ses anciennes fonctions ? On les réorienterait vers des paramédicaux spécialisés moins onéreux et des spécialistes plus compétents que lui. Le bonheur !

Cette vision d'une médecine générale administrée, dont le rôle serait réduit à l'application de protocoles imposés par des logiciels, est un fantasme très éloigné d'une réalité que médecins généralistes cliniciens et patients partagent chaque jour.

En consultation, le patient ne vient pas avec un « tuyau d'internat » mais avec un symptôme (et souvent plusieurs) qu'il exprime avec ses mots.

Imagine-t-on vraiment ce qu'est la prise en charge de la plainte d'un patient ?

Un exemple ? Voici quelqu'un qui se plaint d'un « mal de ventre ». Vaste problème : et, d'abord, qu'appelle-t-il le « ventre » ? Les causes, et surtout les pièges, d'un tel symptôme sont multiples.

Qui peut s'estimer compétent pour pratiquer un examen clinique global pertinent : écouter la plainte et la traduire, interroger, examiner cliniquement ; intégrer cet examen clinique dans le contexte particulier du patient (âge, antécédents, traitements, allergies, mode de vie, contexte social…).

En fonction des conclusions argumentées de cette consultation, faire un choix efficient parmi plusieurs solutions possibles :

– rassurer et conseiller ;
– traiter d'emblée ;
– demander un bilan complémentaire, un avis spécialisé différé ou en urgence ;
– hospitaliser ;
– appeler le 15.

En cas de décision thérapeutique immédiate, personnaliser un traitement en tenant compte des contre-indications, des effets secondaires, des associations dangereuses.

Puis assurer le suivi tout en restant responsable et proche du patient pour « tout le reste ». Et tout cela avec aisance, pour une rémunération jugée si ridicule que certains patients laissent la monnaie, geste évidemment refusé !

Ce « phénomène » existe ! Professionnel de santé de premier recours « sachant et pensant », formé à la prise en charge globale de patients, « ses » patients, qui l'ont choisi car ils lui *font confiance* et savent pouvoir compter sur lui en diverses circonstances pour assurer le suivi de leur santé dans l'instant et dans la durée… Il s'appelle médecin généraliste.

Mais il ne pourra continuer à jouer ce rôle qu'en lui assurant une formation, initiale et continue, adéquate, et en lui accordant un temps médical suffisant et reconnu dans un environnement professionnel renouvelé.

De l'avantage du médecin qui connaît « son » malade

C'est une charmante dame, fidèle au cabinet depuis 1945, date d'installation de mon prédécesseur.

Elle me téléphone, affolée : « Il faut que je passe un Doppler des jambes. » Très surpris, je lui en demande la raison : « J'ai vu mon pédicure ; comme je lui signalais que j'avais les pieds froids (ce mois de février a été particulièrement rigoureux), il m'a vivement conseillé de consulter

en urgence un angiologue car c'était sans doute les artères… Et mon pharmacien m'a précisé de demander un échodoppler. » Décidément, plus on est de fous !
Je connais cette femme, que je soigne, entre autres, pour une hypertension artérielle bien maîtrisée.
Renouvelant deux fois par an son traitement hypotenseur, j'effectue chaque fois un bilan clinique complet d'hypertension artérielle qui comporte, entre autres, une palpation de l'abdomen, de toutes les artères, une auscultation du cœur, des carotides, des fémorales, de l'abdomen et des poumons, la recherche des réflexes, l'évaluation de l'état veineux… Elle-même pratique efficacement le contrôle de sa tension artérielle en ambulatoire. Tout cela est consigné dans son dossier informatisé ainsi que le bilan de son cardiologue tous les deux ans.
L'ayant revue le jour même en consultation, gratuite, j'ai pu la rassurer et lui éviter une consultation et un éventuel examen spécialisé inutiles.

CHAPITRE 4

La « valeur » de la consultation du généraliste* !

Comme l'ont souligné de nombreuses personnalités dont Jean de Kervasdoué, économiste de la santé reconnu : « 23 euros la consultation, c'est indigne ! »

Comparer le prix de sa consultation aux autres services est un bon indice de la place du médecin généraliste du secteur I dans notre société. La consultation reste l'acte de base du généraliste, pour les assurés et ayants droit, c'est la porte d'entrée de notre système de soins ; de sa qualité dépend leur prise en charge ultérieure optimale. Ouverte à tous par esprit de solidarité, elle doit rester remboursée, mais remboursée ne signifie pas bradée.

Il existe trois éléments qui déterminent la valeur de la consultation du généraliste : *les études de médecine*, longue acquisition de connaissances théoriques et pratiques ; *les conditions spécifiques de l'exercice libéral*, en ville et en campagne, et *l'évolution de la pratique et de la carrière du médecin.*

---

* Avertissement : cette réflexion a été écrite et transmise aux membres de la Commission XVI en décembre 2009. Le 5 janvier 2010, Jean de Kervasdoué abordait le même sujet dans une tribune du *Monde* dont je ne pouvais bien évidemment pas connaître l'existence et la teneur. Il est intéressant de constater la convergence de certains de nos propos. Kervasdoué J. de, « La faible rémunération de l'acte médical lèse praticiens et patients », *Le Monde*, 5 janvier 2010.

L'investissement intellectuel

Les études de médecine impliquent un investissement intellectuel parmi les plus longs et les plus difficiles. Acquérir une vaste culture médicale prend du temps et nécessite une participation financière lourde pour les familles et l'étudiant lui-même. Après un concours très sélectif, ces études, parfois éprouvantes, forment des professionnels immédiatement compétents. Dès le début de son installation, le généraliste doit savoir gérer efficacement, et dans l'instant, toute demande qui se présente à lui. Les connaissances théoriques et pratiques « horizontales » pour y parvenir sont immenses. Il faut dix ans pour former un généraliste. L'évolution rapide des connaissances acquises oblige à une formation continue. C'est à ce prix que l'on peut devenir et surtout rester un vrai généraliste.

L'investissement technique, le personnel

Exercer en libéral, outre la prise de risque initiale et au long cours, nécessite un *investissement matériel et immobilier* spécifique et coûteux. Le local professionnel du généraliste doit satisfaire à des critères de sécurité et d'accessibilité. Si ce local peut être n'importe où, il ne peut pas être n'importe quoi. C'est un investissement important auquel s'ajoute l'entretien à court et à long terme. On constate que les cabinets de médecine générale disparaissent des villes où les prix de l'immobilier atteignent des niveaux excessifs pour la valeur donnée à la consultation.

Engager et rémunérer du personnel devient souvent obligatoire : la gestion des dossiers, l'évolution de la pratique et la recherche d'une meilleure organisation du travail obligent certains à recruter du personnel (secrétaire et femme de ménage) avec les charges patronales et l'environnement qui en découlent (expert-comptable notamment...).

Quant au *mobilier et au matériel*, l'estampille « médical » en augmente vite les prix ! Mention particulière pour l'informatique dont tous dénoncent les prix excessifs du matériel, des logiciels, des maintenances logicielles et matérielles et des mises à jour.

Ce coût de l'exercice libéral est alourdi par *diverses assurances*, obligatoires ou facultatives mais conseillées, ainsi que par la cotisation retraite dont une bonne part reste privée.

Du fait de la longueur de la formation initiale, la durée de vie professionnelle est d'autant raccourcie, et souvent moins « rentable » selon les circonstances si elle se prolonge au-delà de l'âge légal de la retraite qui est de 65 ans. Ce sera encore plus vrai pour nos jeunes confrères qui s'installent plus tard du fait de leurs interrogations et de leurs doutes sur l'intérêt d'exercer la médecine générale en libéral.

Le style de la consultation

Ce *style* s'est modifié en quelques décennies, passant d'un mode curatif rapide (le « coup d'œil clinique ») à un mode mixte incluant curatif, préventif et social au sens large. La démarche diagnostique s'est transformée de présomptive en « médecine par les preuves ». La somme des examens complémentaires et des avis spécialisés oblige à un archivage soigneux, surtout depuis l'obligation faite au médecin traitant d'être le dépositaire du dossier médical de chaque patient ; ainsi, le généraliste se voit régulièrement sollicité pour donner des renseignements à des professionnels de santé.

Les changements de l'environnement de la consultation en allongent la durée. Les causes en sont multiples : l'évolution de la population et de la société françaises (vieillissement, immigrés maîtrisant mal notre langue, consumérisme, augmentation des problèmes sociaux : adolescents, addictions, chômage, détresses diverses, harcèlement au travail…) ; l'omniprésence de l'administratif et de « paperasseries » non standardisées ; la notion du coût de la santé ; les courriers adressés par la Sécurité sociale aux patients qui demandent fréquemment des explications à leur médecin traitant ; les divers courriers adressés au généraliste par la Sécurité sociale, les mutuelles, les assurances, la Haute Autorité de santé, la médecine du travail… L'omniprésence du téléphone et d'Internet (surtout chez les patients !) ; les traitements de plus en plus performants mais aussi plus complexes et dangereux, exigeant plus de vigilance et d'explications ; la menace de « judiciarisation ». Et aujourd'hui la télémédecine si prometteuse.

Durée de vie professionnelle relativement courte et allongement du temps de la consultation sont deux facteurs oubliés dans la valorisation qui a ainsi évolué sur un modèle devenu obsolète. Et que penser de l'ignorance de l'administration pour l'expérience acquise durant les années passées sur le terrain ? Pour quelle raison le suivi régulier de ses patients après plusieurs années d'exercice n'a-t-il pas été reconnu ? Pourquoi la connaissance et la confiance acquises des patients, la connaissance de leur milieu environnemental et familial après des années de « bons et loyaux services » n'accordent-elles pas une valorisation de la consultation ? N'est-ce pas une spécificité de la médecine générale ? Quelle profession accepterait cette absence révoltante de « profil de carrière » ?

La question de la valeur ajoutée

Comparons maintenant la valeur du travail horaire du médecin généraliste à d'autres services. Les honoraires pratiqués par certaines professions pseudo-médicales, pseudo-spécialisées, à connaissances et responsabilités infiniment moindres, sont insultants pour les médecins généralistes. Il en va de même des tarifs horaires des divers intervenants au cabinet médical que sont les informaticiens, les réparateurs de toutes sortes, les services de maintenance. Quant aux tarifs des taxis et des ambulanciers, un transport coûte infiniment plus à la collectivité que la valeur accordée au déplacement lors d'une visite à domicile du médecin généraliste. Comparée à la médecine fonctionnarisée, la médecine générale libérale est là encore défavorisée. Le coût des consultations de médecine du travail, de PMI, de bilan de santé de la Sécurité sociale est supérieur à celui du généraliste libéral. Est-ce à dire que la consultation du généraliste est moins performante ?

Enfin, si l'on compare les revenus des généralistes français à ceux des généralistes européens, il faut être de très mauvaise foi pour ignorer leur position peu enviable. Pourtant, nombreux sont les travailleurs retraités non français domiciliés dans leur pays d'origine qui préfèrent revenir en France pour se faire soigner.

Les conséquences ? Confrontés à un tarif horaire bas, les médecins généralistes ne peuvent améliorer leurs revenus qu'en augmentant leurs heures de travail[1], des heures d'activité particulièrement dense, s'entend ! Est-ce prudent du fait des fatigues physiques et psychiques accumulées ? Est-ce logique, sinon juste, dans une société où beaucoup travaillent moins ? Est-ce si étonnant dans ces conditions que la médecine générale libérale ne fasse plus recette ? Les raisons du désintérêt des jeunes médecins pour la médecine générale libérale sont là : conditions de travail qui se compliquent et se détériorent, parasitage du temps médical de la consultation par des biais non médicaux, revenus injustes comparés au temps passé et aux divers investissements et risques pris, sentiment de dévalorisation de la fonction comparée à d'autres.

Ce désintérêt explique aussi la réorientation de nombreux généralistes vers les « médecines alternatives » : la nutrition, la médecine du sport, la mésothérapie, l'homéopathie, l'esthétique, pour profiter d'un meilleur confort d'exercice et d'honoraires plus gratifiants. Ces choix entraînent un surcroît de travail pour les généralistes exclusifs restants !

Régulièrement, l'augmentation du prix de la consultation « généralistes » est remise en question par la Sécurité sociale sous prétexte de coûts excessifs dont la responsabilité échappe aux généralistes la plupart du temps.

Quelle profession, tout en ne déméritant pas, accepterait une telle injustice ? Une des causes reconnues du burn-out n'est-elle pas le manque de reconnaissance[2] ?

Si l'image de la médecine générale souffre d'une rémunération inadaptée, il est vrai que toute consultation en médecine générale ne mérite pas forcément plus que la valeur actuelle, mais on ne peut plus se contenter de cette valeur « moyenne » qui est significativement insuffisante pour honorer justement l'activité globale du généraliste.

La convention 2017, convention d'espoir ?

Depuis quelques années – mieux vaut *très* tard que jamais –, la rémunération du médecin généraliste commence à se diversifier. Des majorations ont été accordées pour tenir compte de l'âge (nourrissons, enfants jusqu'à 5 ans, personnes âgées de plus de 80 ans et 85 ans…), du suivi spécifique des malades atteints d'affection de longue durée (ALD) ; ont été également créés un forfait annuel par patient pour le médecin traitant et une rémunération sur objectif de santé (ROSP).

Devant l'acuité des problèmes posés par le désintérêt des plus jeunes médecins pour la médecine générale, cette reconnaissance d'une valeur ajoutée pour certains groupes de consultations a été officialisée dans la convention 2017 signée, après négociations, par la Caisse nationale d'assurance-maladie et les syndicats médicaux. Cette convention, tout en reconnaissant le caractère libéral du paiement à l'acte, ne se contente pas de « valoriser verbalement » la place des généralistes, mais prend enfin en compte la variable « temps médical » des principaux actes pratiqués en médecine générale. Sont ainsi individualisées les prises en charges des pathologies lourdes, des maladies chroniques, des jeunes enfants, des troisième et quatrième âges, des urgences, de la relation MG-médecin spécialiste libéral ou hospitalier… Il est même créé un « forfait de structure ».

Plus précisément, cette rémunération se diversifie en trois grandes parties : actes, rémunérations sur objectifs de santé publique (ROSP) et forfait.

À partir de 2017 ont été définis *quatre groupes de consultations types* :

- Dans le premier groupe, la consultation de base (qui a été augmentée le 1er mai 2017).
- Dans le deuxième groupe, les consultations de coordination ou pour les moins de 6 ans.
- Dans le troisième groupe, les consultations complexes (consultation obligatoire du nourrisson ou en urgence sur appel du 15…).

• Dans le quatrième groupe, les consultations très complexes.

La *rémunérations sur objectifs de santé publique* (ROSP) comporte trois volets : suivi des pathologies chroniques, prévention et efficience.

L'évaluation s'effectue sous forme d'items. Pour chaque item est ciblé un objectif national en pourcentage par l'assurance-maladie. Nous en donnons un exemple ci-dessous.

La ROSP est étendue aux enfants, avec un forfait médecin traitant de l'enfant au 1er mai.

Un *forfait « structure »* est créé pour indemniser l'équipement du cabinet et les services supplémentaires pour la patientèle, et favoriser ainsi l'évolution de l'outil de travail des praticiens.

D'autres décisions intéressent directement la pratique généraliste :

• Contre les déserts médicaux, quatre contrats d'aide à l'installation ou de maintien en zone sous-dotée ont été officialisés.

• Les médecins généralistes non thésés auront la possibilité de venir en renfort de leurs confrères installés en zones sous-denses.

• Les établissements de soins devront remettre une « lettre de liaison » à la sortie du patient pour faciliter la continuité des soins par les généralistes traitants.

Seul point contestable, *le tiers payant généralisé* au 30 novembre 2017.

Trente-cinq pour cent des médecins généralistes, dont nous sommes depuis 1977, pratiquent déjà le tiers payant pour les consultations prises en charge à 100 % par la Caisse d'assurance-maladie, seul organisme payeur dans ce cas. Il s'agit de consultations et d'actes en relation avec les accidents du travail, les maladies professionnelles, la protection maternelle et infantile, la CMU, les affections longue durée. Avec un tiers payant généralisé, prévu pour le 30 novembre, le règlement différé de la part complémentaire, par plusieurs centaines de mutuelles qui représentent autant d'organismes payeurs, compliquera singulièrement la comptabilité des médecins. *La situation créée par cette décision est en opposition totale avec la volonté manifeste de cette convention de redonner du temps médical aux médecins généralistes.*

Cette convention arrive malheureusement bien trop tard ; la preuve en est la situation actuelle compliquée, et ponctuellement dramatique, de la médecine générale et des patients en demande de soins. Cet état devrait se prolonger jusqu'en 2025, d'après les projections les plus sérieuses. Reconnaissons l'évolution novatrice de la plupart des engagements pris ci-dessus qui sont autant d'éléments de négociation d'avenir entre la Caisse d'assurance-maladie et les syndicats médicaux… Sous réserve que cette évolution ne soit pas le premier acte d'une fonctionnarisation rampante de la médecine libérale.

Principe de la ROSP

Prenons pour exemple l'item « mammographie ». Toute femme entre 50 et 75 ans doit bénéficier d'une mammographie tous les deux ans. Pour une patientèle donnée, le rapport entre le nombre de femmes ayant bénéficié d'une mammographie et le nombre de celles qui sont concernées donne un pourcentage que l'on compare à l'objectif. Ce pourcentage rapporté à la cible définie pour l'item permet d'obtenir un nombre de points. Si l'objectif est atteint, le praticien se voit gratifié du maximum de points pour cet item. Le rapport entre la totalité des points obtenus de tous les items et le total de points possibles donne un pourcentage global qui permet de calculer la rémunération « à la performance » modulée par le nombre de patients inscrits chez le praticien.

Vision journalistique des « revenus » des médecins généralistes lors de la vaccination contre l'hépatite B

Nous sommes en 1998, le ministre de la Santé nous a engagés dans une campagne de vaccination contre l'hépatite B. C'est une excellente mesure dont la présentation adroite entraîne une adhésion massive des patients. Le protocole est de trois vaccins en trois temps. Mes patients affluent par familles entières avec leurs vaccins que j'ai prescrits gratuitement après avoir consulté leur carnet de vaccinations et leur avoir proposé, si besoin, un bilan sanguin prévaccinal. Il n'est pas rare de vacciner dans la même consultation les enfants et les parents. En plus du vaccin, il faut répondre aux questions, remplir les carnets de vaccinations.

J'effectue une grande partie de ces vaccinations familiales quasi gratuitement en ne prenant qu'une consultation pour l'ensemble des vaccins. Très souvent également, les patients profitent d'une consultation pour effectuer ces vaccins. Le prix de la consultation n'en est pas majoré pour autant.

Un article de presse écrite de l'époque s'est alors indigné du coût de ces vaccinations en dénonçant une gabegie financière au bénéfice des médecins généralistes, rendez-vous compte, trois consultations rémunérées pour trois vaccins. Nous n'en étions plus à une injustice près !

Bricolage administratif de la vaccination antigrippe

Nous sommes en novembre, comme tous les ans, la vaccination antigrippe « bat son plein ». Mes patients profitent du renouvellement de leur ordonnance pour se faire vacciner ; le prix de ma consultation n'en est pas majoré pour autant.

Il a été décidé d'autoriser les infirmières (et peut-être les pharmaciens bientôt) à effectuer ces vaccins. Honorées en tiers payant, ces vaccinations sont considérées comme « gratuites » et « économiques ». Compte tenu de ce qui est dit plus haut, je doute de cette économie. Quant au leurre de la gratuité, c'est pour les imbéciles ! Résultat ? On obligera de se déplacer chez une infirmière, déjà débordée, des patients que j'aurais pu vacciner à l'occasion d'une consultation pour un autre motif... gratuitement !

Si la consultation prévaccinale doit rester médicale, je ne tiens pas particulièrement au « geste vaccinal » que je déléguerais bien volontiers, mais ce bricolage incohérent, résultat d'une ignorance des réalités et d'une suspicion permanente de l'administration, est lassant.

CHAPITRE 5

Perception et souhaits du rôle du médecin généraliste par les patients

> « Associer médecin et patient par un dialogue respectueux, dans la réalisation d'un accord sur la vie telle qu'elle mérite d'être vécue, aimée, respectée et promise toujours à une fin, cela sans décret normatif ni froideur régulatrice[1]. »

L'Union régionale des médecins libéraux de Rhône-Alpes a mené une enquête sur les souhaits des patients vis-à-vis de leur médecin généraliste[2]. Que nous apprend-elle sur la perception de leur généraliste par les patients[3] ?

Ils le considèrent comme un conseiller et un technicien expert auquel ils accordent leur confiance.

Ils apprécient chez lui le professionnalisme, l'écoute active, la capacité de synthèse du fait de sa vision globale, la mise à jour de ses connaissances.

Ils comprennent cependant qu'il ne puisse pas tout savoir, d'où sa relation avec les spécialistes perçue comme une continuité des soins et du partage des informations.

Ils estiment, à une large majorité, la consultation physique indispensable pour établir un diagnostic.

Ils lui demandent aussi d'aborder des sujets plus généraux comme la prévention, l'hygiène de vie, le dépistage et tous les problèmes qui peuvent peser sur leur santé : conditions de travail, difficultés familiales diverses.

La grande majorité d'entre eux apprécient indifféremment le cabinet médical individuel ou en groupe.

Redoutant une consultation trop rapide, centrée sur des protocoles établis, ils demandent que l'attention du généraliste soit toute à eux et déplorent une consultation perturbée par divers dérangements (téléphone, paperasses…).

Le maître mot de tout cela, c'est leur confiance en leur généraliste, confiance qui permet de parler de soi, de ses maux, de prêter son corps à l'examen physique jusqu'au plus intime, confier ses « secrets »… au dernier des confidents.

La disponibilité du médecin généraliste au cœur des attentes des patients

Pour les patients, la disponibilité de leur médecin est de plus en plus souvent un problème. Les causes en sont multiples, à commencer par la banalisation du recours au médecin pour le moindre motif et l'invasion de l'administratif dans le temps médical de la consultation. Face à ce dilemme, le médecin généraliste se voit contraint de moduler sa disponibilité pour préserver une prise en charge de qualité. Et ce n'est pas simple ! Hiérarchiser les diverses demandes n'est possible qu'en connaissant bien ses patients et en les ayant éduqués.

L'exemple de la visite à domicile

Hérité d'une époque où le consumérisme n'existait pas encore et où les possibilités de mobilité des patients étaient réduites, cet acte propre à la médecine française a beaucoup diminué… Au moins en ville. Plusieurs raisons à cela : l'augmentation des moyens de locomotion individuels et collectifs, la possibilité offerte de prendre des rendez-vous. Mais, aussi, les difficultés des médecins pour circuler, stationner et, plus récemment, les risques pris en effectuant une visite médicale en zone sensible, là où les agressions perturbent tous les services. Actuellement, les motifs de visites à domicile se réduisent à l'essentiel : patients impotents, hospitalisation à domicile, fin de vie. Cet acte est un élément fondamental de l'activité du médecin généraliste au moment où le souhait du maintien à domicile de personnes à mobilité réduite s'accroît. La visite à domicile est chronophage ; les assurés sociaux doivent comprendre qu'une telle demande doit être justifiée.

Dans le cadre d'un maintien à domicile, les personnels soignants présents sont des interlocuteurs privilégiés pour le généraliste. Ils assurent la surveillance, le suivi des prescriptions, collectent des renseignements précieux et peuvent décider avec le généraliste de la conduite à tenir selon les circonstances : simple conseil téléphonique, communication de résultats d'analyses, nécessité d'une visite médicale à domicile urgente ou différée... Ils sont des acteurs de santé indispensables pour assurer la continuité des soins.

L'irremplaçable relation de confiance[4]

Conclusion ? Avant tout, un généraliste doit gagner la confiance des patients. Malgré son titre de « docteur en médecine », elle ne lui est jamais acquise d'emblée. Tout médecin généraliste installé en a fait l'expérience. Cette confiance acquise, la consultation deviendra un espace de dialogue où l'adhésion éclairée du patient à des décisions déterminantes pour sa santé sera possible. Il faut du savoir, du savoir-faire et du temps pour analyser et apporter une conclusion à des situations très diverses (médicales, sociales...) à un rythme souvent soutenu, dans un temps médical compté.

Deux moments y sont fondamentaux : l'examen médical, qui permet le diagnostic ou son approche, et la décision thérapeutique. Pour l'examen médical, faire preuve d'assurance pour recueillir et interpréter les symptômes et les signes cliniques est indispensable. De même pour la décision thérapeutique. Exigeante, et parfois dangereuse quand elle concerne la thérapeutique médicamenteuse, elle peut inclure des conseils, des examens complémentaires, un geste technique ou une demande d'avis spécialisé. Chez le généraliste, la prescription médicamenteuse peut sembler moins formelle, moins « magistrale », élaborée avec le patient auquel est laissé un espace de liberté d'expression et de choix… Même si finalement des impératifs seront respectés par le médecin qui devra s'en expliquer pour convaincre. Cette « éducation thérapeutique du patient » est un moment pédagogique majeur, qui prend beaucoup de temps au généraliste, permet l'adhésion du patient à « son » projet thérapeutique, évite bien des aléas et des urgences. Ce partage des connaissances thérapeutiques avec les patients permet à l'omnipraticien d'assurer pleinement son rôle de lanceur d'alerte d'effets secondaires thérapeutiques méconnus.

La multiplication de traitements de plus en plus efficaces avec leurs risques secondaires, leurs associations au long cours ou épisodiques chez les patients les plus fragiles comme les malades chroniques et les personnes âgées imposent une connaissance rigoureuse de la thérapeutique. Sur l'importance majeure de l'enseignement de la thérapeutique, nous vous renvoyons à la cinquième partie où M. Queneau développera le sujet en sa qualité de professeur de thérapeutique.

Trop content de pouvoir rencontrer « son » généraliste, il est bien rare que le patient n'expose qu'une seule demande. Dans la même consultation, des questions de médecine préventive, des questions sociales sont régulièrement abordées. Parfois, le motif le plus important ne sera exposé qu'en fin de consultation. Il faudra alors adapter sa consultation en accordant à chaque sujet l'importance légitime qu'il mérite. Et parfois interpréter les non-dits.

Peuvent s'ajouter encore la prescription et la coordination d'actes de prévention, le suivi de pathologies chroniques, activités particulièrement chronophages.

Enfin, interlocuteur direct et « primo-intervenant » unique, l'« omnipraticien » reste « le » responsable de leur santé aux yeux de ses patients. Ainsi, cette confiance dans le généraliste, médecin de premier recours, est un facteur indispensable pour engager les patients dans une démarche de médecine préventive.

On comprend mieux l'impératif de professionnalisme du généraliste et l'impériosité d'un « temps médical » suffisant et reconnu de consultation. Malheureusement, l'impossibilité éventuelle d'une formation optimale et les contraintes accumulées rendent le métier de généraliste particulièrement angoissant pour les plus jeunes !

Privilégier le temps médical

Car ce « temps médical » de la relation médecins-patients est de plus en plus pollué par des paperasses et contraintes administratives de toutes sortes. Le généraliste (il n'est pas le seul...) est sans cesse accablé de certificats aussi divers qu'inutiles, d'imprimés multiples, non standardisés, à formulation ambiguë et tatillonne, rarement informatisés (encore faut-il que cela fonctionne !), de demandes réitérées pour dossier égaré... La liste en est impressionnante ! En s'imposant grossièrement dans l'espace confidentiel et sensible de la consultation, ces exigences administratives créent souvent des situations conflictuelles entre médecin et patients ; ce sont de véritables crocs-en-jambe à cette « écoute attentive » que médecins et patients souhaitent.

L'administration serait bien inspirée de lire les multiples publications effectuées sur l'*effet placebo* du médecin lui-même sur l'état du patient, la tolérance d'un traitement. Les témoignages de médecins excédés par les perturbations ainsi occasionnées abondent. Comment un médecin maltraité pourrait-il rester « bien traitant » ?

La dernière grande découverte de notre administration concernant les généralistes s'appelle prévention, éducation thérapeutique, prise en charge globale, généralistes pivots de santé, fluidité du parcours de soins... Que de temps perdu avant de s'en rendre compte ! Malgré des honoraires totalement inadaptés, les médecins généralistes n'ont pas attendu cette « grande découverte » pour pratiquer l'éducation thérapeutique, la prévention, la prise en charge globale partagée avec les spécialistes libéraux et hospitaliers dans des réseaux professionnels informels qui ne demandent qu'à être aidés ! Cette « découverte » tardive cache une volonté paranoïde de contrôle d'une administration pour laquelle la médecine ne s'écrit qu'en chiffres de dépenses, chiffres avec lesquels elle s'autorise des mesures d'encadrement de la pratique médicale... Même si leurs logiques diffèrent, l'administration saura-t-elle jamais quantifier la valeur de la confiance accordée aux médecins, cette confiance qui permet aux patients d'exprimer tous leurs maux, cette confiance dont les « bénéfices » vont bien au-delà de la simple valeur absolue du soin quand elle aide l'individu à se ressaisir, à retrouver sa place dans sa famille, dans la société, à s'intégrer, à affronter toutes les difficultés d'une vie[5]. Combien de problèmes d'addictions diverses : alcool, tabac, drogue, dopage, combien de problèmes liés au plus intime de la personne, depuis le mal-être le plus « banal » jusqu'à l'abus sexuel subi dans la jeunesse, peuvent être pris en charge après une parole enfin libérée par la confiance en son médecin ! Quel autre professionnel que le médecin généraliste peut se prévaloir de ce rôle de confident désintéressé dans notre société ?

Il a suffi de quelques mots...

Le temps d'écoute et les mots sont thérapeutes.

Ayant perdu sa maman, cette femme est perdue. Elle traîne sa peine depuis des mois. Son époux, ses collègues s'inquiètent de son état, évoquent une déprime et lui conseillent de consulter.

C'est la première fois qu'elle me consulte ; alors je prends mon temps pour l'écouter et lui parler après avoir vérifié que son examen physique est normal.

Elle deviendra une de mes patientes.

À mon départ à la retraite, elle m'apprendra combien l'écoute et les mots échangés lors de cette première consultation l'ont soulagée et lui ont permis de se rétablir très rapidement... Sans médicament.

CHAPITRE 6

La formation du médecin généraliste : ce qui doit évoluer

> « Cher ami,
> Je vous remercie de votre lettre du 17 mars m'apportant vos réflexions sur vos années d'internat de région sanitaire, la formation complémentaire qu'elles vous ont apportée...
> Je pense que tous les projets de réforme qui sont en cours d'élaboration apporteront une heureuse solution aux problèmes que vous soulevez... »
> Professeur Maurice Rapin, le 23 mars 1978.

Vous avez bien lu, nous étions en 1978 !

Maurice Rapin fut mon dernier patron d'externat. Grand clinicien, c'est son exemple qui me décida finalement à choisir la médecine générale. Il nous déclara un jour que la qualité d'un système de santé se mesurait à la qualité de ses médecins généralistes. Le CHU de Créteil, dont il fut doyen, a été le creuset de nombreux médecins généralistes. C'est ainsi que je lui adressai un courrier lui disant ma déception de la non-reconnaissance officielle des divers efforts de formation complémentaire des futurs médecins généralistes et, de ce fait, l'abandon de cette pratique au bénéfice d'autres activités médicales mieux reconnues.

Les choses ont commencé à évoluer depuis. Mais l'internat de médecine générale, le stage chez le praticien sont arrivés trop tard pour éviter les effets délétères de cette ignorance de la vraie place des généralistes.

Aujourd'hui, les études de médecine font encore débat. D'innombrables communiqués, rapports ont été publiés sur la formation des médecins généralistes. Qu'en dire de plus ? D'abord, que cette formation est aussi exigeante et tout aussi « prestigieuse » que n'importe quelle autre spécialité : l'étendue des connaissances théoriques et pratiques qu'elle exige en sémiologie, pathologie et thérapeutique la rend passionnante. Mais pas seulement. Approcher l'autre, l'interroger, l'aider à s'exprimer, l'examiner, lui faire subir des gestes auscultatoires ou thérapeutiques n'est pas évident même si le désir de soigner est fort. Il faut une assurance qui ne s'acquiert qu'en prenant confiance en soi avec l'exemple et la pratique. La formation par simulation encadrée joue un rôle majeur. Mais *savoir-faire* sur un mannequin ne suffit pas, il faut *savoir être*, ce grand plus qui permet de s'aventurer dans l'humain. C'est tout un savoir d'écouter avec attention, de regarder sans voyeurisme et d'examiner sans brutalité et sans équivoque.

Formation hospitalière

La multiplication des stages à l'hôpital permet à l'étudiant de pratiquer, de se découvrir, de s'identifier parfois à un formateur qui marquera sa pratique. Par le recrutement assuré d'un nombre important de malades pour acquérir les connaissances, les « gestes » et les réflexes les stages hospitaliers sont impératifs. *Il est inadmissible et aberrant que les stages hospitaliers ne soient pas davantage pris en considération pour évaluer, et si besoin orienter, les futurs praticiens* ! Pourtant, c'est bien lors des stages que se révéleront les qualités de soignant, l'aptitude à travailler en équipe, l'utilisation *intelligente* de connaissances *bien comprises* et la *capacité d'adaptation à chaque cas particulier.* La valeur formatrice des stages hospitaliers étant irremplaçable, les universitaires qui s'en chargent, y compris les professeurs de médecine générale, ont-ils une reconnaissance juste du temps passé pour enseigner ? Pas vraiment quand on lit le constat édifiant du professeur Queneau sur la situation de l'enseignement de la médecine en CHU.

Pour la médecine générale, cela mérite une réflexion générale urgente. En effet, depuis l'obligation qui leur est faite de déclarer leur médecin traitant, généraliste la plupart du temps, les assurés sociaux sont en droit d'*exiger* de lui une prise en charge omnipraticienne. Sa formation doit en tenir compte sous peine de le transformer en simple « aiguilleur » vers les spécialistes. Ainsi, les stages obligatoires en médecines internes, chirurgie, pédiatrie, gynécologie, urgences devraient être complétés par des stages en spécialités dont les pathologies sont des motifs fréquents de consultations en médecine générale comme, par exemple, la dermatologie, l'ORL, l'ophtalmologie et la stomatologie.

Ces stages en milieux spécialisés sont l'occasion d'apprendre à travailler ensemble et d'assurer une complémentarité efficace avec les spécialistes... Complémentarité si souhaitée par les patients et imposée par les progrès rapides de la médecine. Les professeurs universitaires de médecine générale y jouent un rôle essentiel.

Formation à la pratique en cabinet médical

La diversité de choix des services, la participation aux consultations et aux urgences sont autant d'acquis indispensables à la pratique généraliste mais restent insuffisants si la rencontre avec la médecine générale ne s'effectue pas sur le terrain avec les maîtres de stage. Si, à l'hôpital, le malade se sent subordonné, isolé dans un monde étranger, aux codes particuliers qu'il doit subir, il en va tout autrement « en ville ». Au cabinet de « son » docteur, le patient est chez lui, sa perception de la relation avec son médecin y est tout autre qu'à l'hôpital, sa parole et sa conduite y sont plus libres, son attitude devient plus active, donnant à la relation médecin-malade une dimension moins formelle d'échanges où le praticien doit faire preuve de savoir, de pédagogie et d'humilité. On est bien loin du « paternalisme » et du « pouvoir médical » que certains se complaisent à imaginer et que nous, praticiens de terrain, avons bannis de notre vocabulaire !

Ainsi, la rencontre entre maîtres de stage et étudiants, maîtres de stage et internes de médecine générale, fortement souhaitée par nos futurs confrères généralistes, est devenue obligatoire mais très tardivement ! Le rôle des maîtres de stage est fondamental pour enseigner, expliquer et surtout dédramatiser les spécificités de la pratique généraliste, principal frein à l'installation. Depuis l'externat et l'internat pour tous, les généralistes installés ont déjà pratiqué la transmission de leur savoir à leurs cadets. Cette expérience de l'enseignement doit pouvoir se poursuivre lors de leur exercice quotidien : c'est d'ailleurs ce que souhaitent de nombreux internes en médecine générale qui envisagent de s'installer. Être confronté à des jeunes confrères en formation oblige les maîtres de stage à se tenir informés des évolutions rapides des connaissances médicales tout en faisant bénéficier les plus jeunes de leur expérience de la pratique, du terrain, des patients…

Cette fonction d'enseignant étant chronophage, le temps de travail médical au cabinet en est d'autant rallongé. C'est la raison principale du succès mitigé du maître de stage chez les générations précédentes de généralistes qui travaillaient dans des conditions refusées aujourd'hui par nos plus jeunes confrères. Être maître de stage impose une réorganisation du temps médical. Il est impératif de le reconnaître. Il serait impardonnable qu'une reconnaissance insuffisante de ce temps d'enseignement décourage d'emblée ou à moyen terme les confrères candidats au rôle de maître de stage des universités.

S'adapter aux évolutions du métier

Former un généraliste doit également tenir compte de l'évolution de notre système de santé. L'hyperspécialisation des correspondants spécialistes obligera les généralistes à s'impliquer davantage dans le suivi spécialisé des pathologies aiguës et chroniques. C'est le côté interniste du métier qui prend du temps.

De même pour la prévention.

La disponibilité du médecin s'en trouvant limitée, il faudra bien accepter de déléguer certaines tâches pour libérer le temps purement médical nécessaire à une bonne pratique. Les généralistes ne doivent pas craindre ces délégations qui leur permettront de se concentrer sur le cœur de leur métier ; elles sont la preuve d'une évolution positive qui devra être reconnue. Ces délégations, toujours sous la responsabilité des médecins généralistes, se feront vers les patients et les personnels paramédicaux ; l'apprentissage de ce « travailler ensemble » s'acquérant à la fois à l'hôpital et dans les cabinets médicaux des maîtres de stage.

Parler de formation oblige à poser la question de la pertinence du mode de sélection en médecine. Il est urgent d'envisager une sélection diversifiée qui tiendrait au moins compte des principales voies possibles que sont les pratiques médicales cliniques d'une part, les sciences fondamentales et les spécialités techniques d'autre part.

Formation pratique… Quand on a des idées !

À une époque pas si lointaine, les futurs généralistes qui le désiraient pouvaient compléter leur formation pratique en concourant pour un poste d'interne de région sanitaire. Ce concours, moins sélectif que l'internat de CHU, n'en était pas moins formateur. La durée minimale conseillée de cet internat était de trois ans.

Dans le service qu'il avait choisi, chaque interne était en relation directe avec son « patron », réalisant le compagnonnage tant souhaité aujourd'hui. Cette formation était d'autant plus fertile que les chefs de service d'alors avaient souvent pratiqué « en ville ».

Pour faire bénéficier les futurs généralistes de stages en spécialité, nous avions décidé de leur réserver la moitié des postes en spécialités. Tous les futurs « omnipraticiens » intéressés purent bénéficier de ces stages formateurs. Cela permit à tous d'apprendre à travailler ensemble ; ainsi, nos patients bénéficièrent avant l'heure de la « fluidité » des relations entre soignants que tout le monde réclame aujourd'hui…

Par quels imbéciles cet internat a-t-il été supprimé ? Et pourquoi avoir attendu si longtemps pour rétablir cet internat, devenu obligatoire, en médecine générale ?

CHAPITRE 7

Chaque médecin généraliste est unique

Il y a autant de façons de pratiquer la médecine générale qu'il y a... de généralistes. Choisir cette spécialité clinique manifeste un désir d'indépendance qui doit être respecté quand il sait rester raisonnable. Chaque médecin est l'aboutissement d'un mélange complexe de science, de culturel, d'émotionnel. Sa personnalité, ses qualités et son vécu imprègnent forcément sa pratique ; c'est ce mélange de savoir-faire et de savoir être qui décide ses patients à le choisir parmi tant d'autres. C'est ainsi que pourra se créer une relation de confiance.

Chaque patient pouvant trouver le médecin traitant qui lui convient, est-il réaliste de vouloir réglementer à l'excès cette relation complexe au risque de polluer le colloque singulier que certains osent qualifier de dépassé ? Les décideurs ignorent visiblement combien de patients au retour d'un avis spécialisé demandent à nouveau conseil, non à « un » médecin, mais bien à « leur » médecin, combien lui téléphonent de leur lit d'hôpital pour connaître son avis, ses conseils sur les décisions qu'on leur propose et combien d'explications doivent être données et de temps passé pour faire accepter une décision qui paraît « évidente ».

C'est pour respecter et préserver cet espace privilégié et bénéfique que le *libre choix de son praticien doit rester la règle*. Pour le plus grand bien de tous !

CHAPITRE 8

Alors, quel avenir pour la médecine générale ?

La réponse est dans ce constat d'une sommité et d'une référence du monde médical et au-delà : « La situation actuelle est caractérisée par ce qu'on peut appeler une discordance. Il y a, d'un côté, les progrès de la science et, d'un autre côté, l'absence de progrès de la sagesse. » Jean Bernard, « Vers la médecine du XXIe siècle ».

Prévenir, diagnostiquer à temps, soigner dans l'instant et dans la durée en utilisant les moyens nécessaires et suffisants, ce sont les trois piliers de la pratique généraliste. Cela impose un rôle de *coordination et de synthèse* rendu possible par des relations professionnelles confiantes et performantes. À ce poste, le médecin généraliste restera irremplaçable ; pour demeurer pertinent, et intelligent, ce rôle devra rester celui *d'un sachant et d'un pensant*. Avoir abusé du rôle de « sachant » nous a orientés vers une médecine prétendument « simplifiée » par des protocoles et des items au point qu'elle semblerait à la portée de tous… y compris des ordinateurs ! Cette apparence est évidemment trompeuse. Pour les médecins généralistes, y compris les plus jeunes, ces protocoles sont à peu près acceptés comme indicateurs mais rejetés comme contraintes, car privant les praticiens de leur rôle de pensants.

Les patients expriment les mêmes réserves et demandent à être davantage écoutés. Imposer des protocoles transformerait la consultation « intelligente » en un acte seulement discipliné, standardisé, bien éloigné des aspirations des médecins et des patients. Soigner n'est pas

« régurgiter » des réponses toutes faites, c'est adapter son savoir aux circonstances, gage d'une décision médicale mieux comprise, mieux acceptée, mieux suivie et logiquement plus efficace. C'est une improvisation réfléchie, avec ses règles, comme toute improvisation réussie, qui rend ce métier passionnant.

Cette réflexion constamment revisitée est la base de *l'intuition clinique qui* ne doit rien au hasard mais résulte d'une pratique régulière et soutenue, de remises en cause, de réévaluations et de synthèses entre l'appris et l'acquis et de la connaissance approfondie de ses patients. Il faut éduquer et stimuler cette capacité intuitive, cet « art médical ». Il faut surtout la préserver de toute contrainte qui pourrait la contrarier et même la détruire.

Il n'est pas question ici de nier les performances des moyens diagnostiques et thérapeutiques que la recherche scientifique offre aux médecins. Il est aisé de prédire que ces performances ne feront que s'amplifier avec le risque réel de systématisation de l'usage de ces moyens ; pour autant, la sagesse voudrait qu'on n'en abuse pas, ne serait-ce que pour leur coût, par l'ignorance d'effets secondaires toujours possibles et par le fait d'artefacts inévitables qui seront autant de fausses pistes coûteuses à explorer. La sagesse en médecine sera toujours de choisir le bon moyen au bon moment ; c'est ce que nous, médecins, appelons l'*indication* : comment l'obtiendra-t-on sans la réflexion d'amont qu'autorise l'acte clinique ?

Les conditions d'exercice de la médecine générale praticienne doivent évoluer pour qu'elle retrouve toute son attractivité auprès de nos jeunes confrères et satisfaire les attentes des patients. La féminisation de la profession médicale oblige à une évolution du mode d'exercice généraliste. Nombreuses sont nos consœurs qui possèdent toutes les qualités pour devenir d'excellentes généralistes : qualité d'écoute, intuition, réalisme, organisation. Il faut accéder à leur désir d'accomplir à la fois leur vie professionnelle et leur vie privée, accepter qu'elles travaillent différemment. Sinon, ces compétences seront perdues pour tous.

Faisons confiance à nos jeunes. Ils sont, eux aussi, animés du désir de soigner au mieux leurs semblables[1] même si leur approche diffère parfois de la nôtre[2]. Leur méfiance vis-à-vis de l'omnipratique « de ville » est compréhensible tant son image a été dégradée…

L'avenir du généraliste dépend des moyens qu'on lui donnera de jouer son rôle avec efficience dans notre système de santé. Cet avenir ne doit pas être soumis à des choix idéologiques imposés, gages de nouvelles pertes de temps, et voués à l'échec à terme. Surtout quand ces choix témoignent d'un manque d'esprit visionnaire quand ils ne relèvent pas d'un opportunisme prenant en marche l'évolution des pratiques médicales initiée par les médecins eux-mêmes. Ce manque de vision est la raison principale des conditions d'exercice insupportables que connaissent les médecins et, avec eux, tous les soignants ; ces conditions sont d'autant plus insupportables qu'elles s'accompagnent d'exigences administratives chronophages, aux raisons médicales bien ténues, toujours au détriment du temps soignant.

Au lieu d'imposer des solutions nouvelles et coûteuses auxquelles peu aspirent, nos politiques seraient mieux inspirés de collaborer avec les médecins, les vrais, anonymes dévoués et si peu médiatisés, qui pratiquent sur le terrain, pour optimiser ce qui fonctionne, améliorer ce qui doit l'être et réaliser ce qui leur manque. En dehors de tout esprit dogmatique ! Pour servir une médecine générale d'excellence, pratiquée par des praticiens motivés, bien formés, reconnus et, surtout, respectés par l'administration, constituant le socle d'un système de santé performant et économe.

Intuition clinique

Un matin de consultation.

Le cabinet ouvre à 8 heures.

Il est 7 h 30, cinq personnes attendent déjà devant la porte.

Parmi ces personnes que je salue, la mine d'un patient que je connais bien m'interpelle.

Pendant que j'ouvre la porte et que je m'installe rapidement, je pense à lui : il m'inquiète.

Les événements passés le concernant défilent très vite dans ma tête : sa femme, encore jeune, opérée tout récemment d'un cancer du sein, son travail d'artisan qui le soucie beaucoup d'autant qu'il est employeur. Les hypothèses commencent déjà : organique ou fonctionnel, dépressif ?

Je décide de le faire passer devant tout le monde.

À la lumière du cabinet je le trouve un peu pâle.

« Que ressentez-vous ?

– J'ai mal à l'estomac depuis quelques jours. »

Les idées vont très vite, j'associe cette douleur au stress suite au cancer de sa femme.

« Avez-vous des selles noires comme du charbon ?

– Ah oui ! »

Je l'hospitalise en urgence pour hémorragie digestive.

La consultation n'a duré que quelques minutes, prise de tension artérielle comprise.

Pris en charge, perfusé et traité en urgence, ce patient sera rapidement guéri d'un ulcère hémorragique.

CHAPITRE 9

Conclusions de cette expérience personnelle

Les enseignements que je retiens de l'évolution de ma pratique

Au cours des quarante années passées, le déclassement de la médecine générale a été constant au point qu'aujourd'hui le nombre d'installations de médecins généralistes devient insuffisant pour assurer la relève des départs en retraite (à 65 ans et plus).

Pourtant, cette nouvelle « spécialité » médicale, appréciée par les patients, mérite l'excellence. Elle est davantage une culture générale médicale qu'une spécialité. Elle exige un très large savoir, médical et non médical, acquis à force de travail théorique et pratique. Ce savoir est essentiel pour mériter la confiance des patients… Et des correspondants. Cette pratique, exercée dans la constance et la durée, renforcée par l'expérience humaine et professionnelle, devient réellement généraliste en s'affirmant comme un travail de synthèse où la décision est partagée avec un patient reconnu et progressivement éduqué. C'est cela que plébiscite « le bon sens » des patients.

En déléguant à d'autres, qui, dans un proche avenir, ne seront plus forcément médecins, des investigations de plus en plus techniques, la médecine générale, synthèse équilibrée entre ces techniques nouvelles et l'approche clinique individualisée, retrouve toute sa dimension humaniste.

Mais son mode d'exercice doit aussi s'adapter à l'augmentation de la demande de soins. Entouré d'une équipe pluridisciplinaire de médecins et d'aidants non-médecins auxquels il délègue certaines tâches, le généraliste doit rester le référent et le seul responsable de « ce » malade. Pour cela, il lui faut assumer la responsabilité de la synthèse clinique et de la coordination des décisions pratiques prises en accord avec les autres intervenants.

Être généraliste, c'est évoluer dans un espace infini où tout ce que l'on sait est possible et ce que l'on peut ignorer aussi. C'est une véritable aventure sans cesse renouvelée, pour laquelle posséder un savoir médical vaste est important mais insuffisant ; il faut en plus raisonner, s'adapter et faire preuve de modestie. Le temps médical y étant primordial, il est urgent de reconnaître ce temps si particulier et de lui redonner toute sa valeur.

Notre système de santé traverse une période propice à une évolution dont l'importance vitale n'échappe à personne. Cette évolution doit reconsidérer la sélection, la formation, les conditions d'exercices et la rémunération des cliniciens dont les médecins généralistes sont les principaux représentants. C'est ce qu'a exprimé le docteur Bouët, président du CNOM, dans son communiqué de presse du 25 novembre 2016 : « Seule une réforme globale du système de santé, agissant à la fois sur la formation des médecins, l'exercice médical et l'organisation des soins, permettra de densifier durablement l'offre de soins dans les territoires. »

Rien ne sera possible sans un large consensus du corps médical, du monde politique et de l'administration et sans équilibre entre éthique médicale et réalisme économique. Toute réforme qui nierait ces réalités sera vouée à l'échec.

Épilogue personnel

J'ai choisi ce métier par passion ; pourtant, d'autres voies m'étaient ouvertes. Après plus de quarante années d'exercice très intense, le sentiment d'injustices et les contraintes évoquées plus haut ont eu raison de ma motivation : l'absence de profil de carrière, la condescendance de certains confrères spécialistes et universitaires pour lesquels le médecin généraliste est un « sous-médecin », l'attitude méprisante de la « Sécu », le consumérisme médical incontrôlé, la dégradation intolérable des conditions d'exercice de ce métier faute de décision politique consensuelle, exempte de toute idée dogmatique ou démagogique, l'étranglement financier des cabinets de médecins généralistes libéraux du secteur I qui privilégient malgré tout de pratiquer une « belle » médecine dans les meilleures conditions possible et, surtout, l'angoisse perpétuelle liée à l'obligation de pratiquer la médecine générale comme on courrait un marathon à la vitesse d'un sprinter, avec ces deux énormes boulets aux pieds que sont les insuffisances du système et l'invasion incontrôlée de l'administratif[1].

Une fois prise ma décision d'arrêter mon activité, j'ai connu l'incertitude d'assurer ma succession, signe ultime de la dégradation du métier de « clinicien » qu'est le médecin généraliste libéral. C'est dans ces circonstances que j'adressai cette lettre à mes patients :

> Madame, Monsieur,
> Ayant atteint l'âge de me retirer, je cesserai mon activité en cabinet médical entre le 1er octobre 2013 et le 1er janvier 2014. Je tiens avant tout à vous remercier de la confiance que vous m'avez témoignée durant toutes ces années. Je n'ai toujours pas trouvé de successeur après plus d'une année de recherches. Pour dissiper toute équivoque, précisons que ma succession est totalement gratuite. Il serait vain de s'étendre sur les causes d'une situation à laquelle les médecins libéraux ne sont pas les seuls à se confronter. Si je trouve un successeur, solution de plus en plus improbable, et si mon successeur me demande de l'accompagner dans ses premiers pas d'exercice, je poursuivrai à mi-temps mon activité jusqu'aux fêtes de fin d'année 2013. En l'absence de successeur, à mon très grand regret, je me verrai contraint de fermer mon cabinet médical.

Certains d'entre vous m'ont demandé un avis sur le choix d'un autre médecin généraliste. Par déontologie, je ne peux pas répondre à cette question. Par contre, je peux vous donner quelques conseils : choisissez quelqu'un qui vous écoute attentivement, qui vous examine consciencieusement, qui n'hésite pas à demander l'avis d'un confrère plus compétent et, surtout, qui vous accepte et vous soigne tels que vous êtes.

Retraité, je continuerai à travailler pour une commission de l'Académie nationale de médecine à laquelle je participe depuis 2002 en ma qualité de médecin généraliste. Cette commission a pour objet la promotion d'une médecine générale de qualité.

Je vous souhaite beaucoup de moments heureux.

Très cordialement vôtre.

Finalement, deux jeunes consœurs ont pris ma relève, mais bien des confrères candidats à la retraite ne connaîtront pas cette chance.

Un métier magnifique

C'est un vieux garçon de plus de 80 ans qui vit avec sa sœur et une cousine à la campagne, dans une vieille ferme isolée. La sœur m'a appelé car il « étouffe ». Elle a refusé d'appeler le Samu comme je le lui avais conseillé. Dès mon arrivée, il est évident que le cas n'est pas simple : c'est un début d'œdème aigu pulmonaire (OAP) sur pneumopathie.

J'explique la nécessité d'un traitement en milieu hospitalier. Refus catégoriques du frère, de la sœur, de la cousine. Pas le temps de parlementer, je n'ai plus qu'à faire mon job. J'ai passé une bonne partie de mon après-midi à le soigner. Et je ne l'ai pas regretté.

Dans cette chambre, dont la fenêtre unique donne sur des pommiers et la campagne, il y a ce grand lit où repose mon patient, et une belle armoire ancienne avec une porte et une glace. En changeant de place, je me retrouve face à cette armoire où je découvre l'image que la glace me renvoie : mon patient est allongé, rassuré, confiant, visiblement mieux ; je suis debout, auprès de lui… Je n'ai même pas pris le temps d'enlever mon manteau.

J'éprouve une grande émotion. Sans doute l'évacuation du stress, mais pas seulement.

Cette scène quasi picturale, à laquelle j'assiste et je participe à la fois, dans ce décor familier me fait soudain prendre conscience de la beauté de mon métier.

Il guérira et acceptera quand même de consulter un cardiologue… mais plus tard !

DEUXIÈME PARTIE

Éloge du médecin généraliste

Patrice Queneau

CHAPITRE 10

Une histoire vraie, tragique et instructive[1]

Magali : Réveillon fatal : l'arthrose a bon dos ! Ne pas suivre les conseils de son médecin… ça peut tuer !

Effervescence sous les lumières de la ville. C'est la veille de Noël. Une trêve des confiseurs sans maladie ni douleur ? Le rêve !

Hélas, Magali souffre de douleurs du dos étiquetées « arthrose » : secrétaire médicale dévouée, 50 ans, c'est une bosseuse au grand cœur, toujours joyeuse malgré de gros « pépins » de santé : insuffisance rénale, dialyse, puis greffe rénale réussie à la troisième tentative.

En cet après-midi du 24 décembre, Magali est inquiète. « C'est mon arthrose du dos qui me tourmente, j'en suis certaine, enfin presque… » Pas tout à fait ? Magali conserve une *arrière-pensée.* Sa douleur est bizarre, pas tout à fait la même que d'habitude. « Ma douleur s'en va courir sur ma poitrine. Elle me gêne pour respirer. Elle m'opprime un peu. »

Au fond d'elle-même, Magali est inquiète. Aussi décide-t-elle d'appeler en urgence sa vieille copine, le docteur Christiane D., excellent médecin généraliste, qui la reçoit aussitôt, entre deux consultants, malgré la salle d'attente bondée. Le médecin l'interroge et l'examine, puis lui fait aussitôt un électrocardiogramme : « C'est peut-être une embolie pulmonaire ! » Sa voix n'hésite pas : « Hospitalisation d'*urgence*, tout de suite ! » Elle appelle elle-même le service des urgences, qui attend immédiatement Magali. Méfiante, Christiane D. redit à Magali son inquiétude et lui *intime* l'ordre d'aller aux urgences et de la tenir au courant. Elle veut appeler un taxi. Magali, qui a sa voiture, s'emporte : « Je vais aux urgences, d'accord… d'accord… d'accord ! »

Dans la rue, Magali hésite, pas le temps d'aller à l'hosto tout de suite. C'est Noël... et ce cadeau pour son filleul adoré qu'elle n'a pas encore acheté ! Et puis sa vieille arthrose... Son parti est pris : « Ces vagues douleurs qui m'oppressent, c'est mon arthrose, j'irai demain aux urgences... si j'ai toujours mal ! »
Négligence funeste. Autodiagnostic fatal ! Magali va en mourir brutalement, en cette veillée de Noël à laquelle elle tenait tant, au sein de sa famille, au coin de l'âtre, entourée de ses proches. Sans nouvelle, Christiane D. avait rappelé Magali...
L'arthrose a bon dos parfois[2]. Et l'embolie pulmonaire peut faire des ravages, surtout quand elle prend le masque trompeur de telles douleurs, banales ou atypiques, donc peu évocatrices et cependant fréquentes, hélas, pour traduire cette maladie redoutable.

Quand le corps trompe le cerveau...
Ainsi, dans l'embolie pulmonaire, l'infarctus du myocarde, certaines formes d'appendicite (mais oui !), les symptômes sont désespérément discrets ou atypiques, si souvent ! Quelques vagues douleurs peu évocatrices, du fait de la très faible représentation cérébrale du thorax et de l'abdomen, fonctionnellement comparable à celle de la main et du pouce ! D'où des confusions par le cerveau sur la cause réelle des douleurs. Décidément, la médecine, c'est difficile. Et c'est le talent du généraliste que de savoir déjouer les pièges de la douleur : repérer l'irradiation dans la mâchoire, l'épaule et le bras gauches d'une vague douleur de poitrine pour suspecter un infarctus du myocarde ; ou l'irradiation à l'épaule droite d'une colique hépatique atypique, signe de lithiase biliaire (calculs).
Et toutes ces questions... Mais pourquoi toutes ces atypies, comme si le Créateur, non content d'avoir fait les maladies, s'était acharné à en brouiller les pistes par des pièges diagnostiques ? Pourquoi une maladie du pancréas, de l'estomac ou du côlon peut-elle se révéler par des douleurs du dos ? Une arthrose de hanche par des douleurs du genou ? Ces projections douloureuses à distance de l'organe malade sont dues au fait qu'un même neurone qui véhicule la douleur (neurone « nociceptif ») peut être activé par des influx de provenances très diverses (peau, muscles, viscères...), ce qui peut « tromper » notre cerveau dans son appréciation des origines des douleurs. Magali s'est servie inconsciemment de son arthrose comme alibi. Mortelle erreur.

Une médecine sans médecins ?

La morale de l'histoire de Magali est bien triste. Elle souligne ce que l'opinion ne sait pas toujours, ou ne veut pas trop savoir : le fait que la médecine est à la fois une science et un art difficiles, parfois même diaboliques !

C'est toujours la même question : face à des symptômes apparemment « banals », quand faut-il craindre une maladie grave ? Et quand pouvons-nous, nous médecins, rassurer totalement nos patients ? C'est là la valeur indicible de la clinique et de l'expérience, qui font l'art de la médecine. Encore faut-il que le malade soit observant des conseils, voire des ordres des médecins (comme dans le cas de Magali) en un temps où on lui vante l'illusion d'une médecine sans médecins ! L'idéal ! Enfin le triomphe de la liberté face au joug médical multimillénaire ?

Éloge de la clinique

Dans cet exemple emblématique, le docteur Christiane D. a eu le mérite d'arrêter sa consultation et de se mettre aussitôt *en alerte* face à une femme qu'elle connaissait bien et qui arrivait inopinément au beau milieu d'une consultation surchargée. Elle a su avoir l'intuition (le *feeling*) de penser au piège de l'embolie pulmonaire, cette tueuse masquée, dissimulée derrière des symptômes d'apparence aussi bénins !

Cette qualité de perception, ce « flair » clinique sont irremplaçables pour déjouer les pièges diagnostiques les plus pervers. C'est *tout l'art du médecin*. Faut-il que nos décideurs soient aveugles pour ne pas comprendre que c'est lui qu'il faut reconnaître en priorité et revaloriser, c'est-à-dire rembourser à son juste prix ! Quitte à dévaluer certains autres remboursements, notamment ceux des examens complémentaires systématiques superflus.

Revaloriser l'« acte clinique », mesure de salut public !

Oui, le revaloriser et le rembourser davantage, il y a urgence à cela. Mesure de décence à l'égard des médecins qui se « défoncent » pour leurs malades, c'est tout autant une mesure de respect à l'égard des malades, qui seront mieux soignés et à moindre prix, en évitant une gabegie d'examens complémentaires inutiles et coûteux, voire dangereux. C'est une mesure de salut public.

L'opinion, les organismes de prise en charge et les décideurs doivent revaloriser cet « acte clinique », *valeur intime et authentique de la médecine*, source d'économie d'innombrables drames humains et de dépenses abyssales inutiles !

L'opinion pourrait peut-être aussi mieux comprendre les dangers et notamment les limites des autodiagnostics. La médecine est un métier à haut risque et à très haut niveau de responsabilité. C'est un art difficile et exigeant. Et cet art ne s'improvise pas. Non, faire confiance à son médecin n'est pas une attitude obsolète, surannée ou anachronique. Magali en a fait la tragique expérience.

CHAPITRE 11

Il n'y a pas de maladies, il n'y a que des malades !

« Le médecin ne doit pas soigner la maladie mais le malade qui en souffre. »

MAÏMONIDE (1135-1204).

Chaque malade veut être soigné comme une personne unique : il n'existe ni « malade moyen » ni « malade universel » !

Et c'est bien la moindre des choses ! Chacun de nous est cet être unique… auquel nous tenons tant ! Nous aimons bien les statistiques, mais notre « cas » n'est-il pas unique ? Ainsi, si la science médicale conduit à des protocoles diagnostiques et thérapeutiques infiniment précieux, la personnalisation de toute conduite médicale reste et restera toujours immuable. La médecine est bien la science et l'art de soigner au mieux chaque malade, à chaque instant de sa maladie, en tenant compte des données objectives qui le concernent (biologie, imagerie…) mais aussi des données subjectives et personnelles qui font sa dimension humaine et ses… zones d'incertitude. C'est là la véritable compétence médicale, le « premier principe éthique du médecin » tel que le formula Jean Bernard.

La médecine est un art : à la fois science et humanisme !

La médecine est cet art-science méconnu dans sa complexité. Elle associe la mise en confiance, l'écoute, l'examen physique du malade puis l'analyse du bilan, le tout replacé dans son contexte psychoaffectif. Cet art-science a pour finalité de soulager, de guérir et d'accompagner le malade, cet être de vie, de chair, de peurs et d'angoisses, en choisissant pour lui – et avec lui – le meilleur traitement personnalisé à chaque instant de sa maladie. Science et technologie font des miracles. L'avenir est à elles. Les chercheurs doivent être salués, valorisés, remerciés, honorés. Mais, par elle-même « la science ne pense pas » (Heidegger). Elle est d'une aide infinie, mais elle ne juge pas, elle n'assume pas de responsabilité. En médecine, la science et la technologie n'acquièrent de *sens* et d'efficacité que dans la main d'un médecin qui en fera *le meilleur usage*. Ce médecin n'est ni un algorithme ni une machine. C'est une personne, moralement et déontologiquement responsable de son malade, déterminée à lui apporter les meilleurs soins.

CHAPITRE 12

Quelle science médicale ? Une médecine fondée sur les preuves (*Evidence-based medicine*)

Une médecine fondée sur les preuves

Aujourd'hui, la médecine est fondée sur les preuves scientifiques : c'est l'*Evidence-based medicine (EBM)*. Ce terme a été défini au cours des années 1980 par les enseignants-chercheurs de la McMaster University Medical School de Hamilton (Ontario, Canada).

Cette EBM[1] s'est imposée comme un outil d'aide à la décision tant sur le plan du diagnostic que sur celui de la conduite du traitement. Elle introduit une authentique exigence méthodologique, essentielle à tout raisonnement médical scientifique ; cela à condition de ne jamais oublier le caractère *personnalisé à chaque malade* de chaque démarche médicale. C'est bien ce que les concepteurs canadiens soulignent dans la définition suivante de David Sackett et ses collaborateurs.

Une grave erreur d'interprétation

David Sackett définit ainsi l'EBM : « *Evidence-based medicine is the conscientious, explicit, and judicious use of current best evidence in making decisions about the care of individual patients*[2] », que l'on peut traduire ainsi : « L'utilisation consciencieuse et judicieuse des meilleures preuves actuelles de la recherche clinique dans la prise en charge personnalisée de chaque patient. » Le terme anglo-saxon *Evidence-based*[3] signifie littéralement : preuves nourries par les faits.

Cette définition très explicite souligne ce progrès considérable qui pousse la médecine vers l'exigence scientifique, qu'elle doit aux patients. Il faut saluer ce progrès universellement reconnu. Mais, dans son enthousiasme en faveur de la conception scientifique de la médecine, l'opinion fait souvent une erreur fondamentale dans l'interprétation de cette EBM.

On ne retient souvent que le début de la définition de Sackett : « l'utilisation consciencieuse et judicieuse des meilleures données actuelles de la recherche clinique ». Jusque-là c'est exact, mais « on » oublie souvent la seconde partie de la phrase : « dans la prise en charge *personnalisée* de chaque patient ». Ces derniers mots sont essentiels. Face au malade, le médecin doit tenir le double pôle de la science et de sa personnalisation. C'est là la grande difficulté de la médecine, trop souvent méconnue.

Zut, « on » avait juste oublié le malade !

On réalise des prothèses avec des imprimantes 3D. L'intelligence artificielle prospère. Et les big data ? Ils font fureur. Ils promettent des concepts nouveaux et une révolution thérapeutique. Aïe ! Voici juste un petit grain de sable sur la toile du bonheur de la science : il n'existe *pas de malade standard, universel*. Pire, il n'existe *pas de malade moyen*. Car vous et moi sommes des personnes uniques et tenons à le rester, n'est-ce pas ? Et le jour où nous sommes malades, nous le sommes chacun à 100 %. Un pavé dans la mare du quantitatif ? Mais non, l'opposition n'est qu'apparente. C'est promis, je n'opposerai plus jamais *quantity and quality*.

Et le médecin dans tout cela ? Il lui faut tenir ferme les deux pôles de la médecine : celui de la vérité universelle et celui de la vérité personnelle, la vôtre, la mienne. Et ce passage de l'universel à l'unique, quel est-il ? Souvent, un véritable saut périlleux, avec une part variable d'incertitude qui échappe aux malades et qui est occultée par nos tutelles, contentes de banaliser la médecine et ses difficultés ! Un looping ? Parfois ! De la haute acrobatie ? Exceptionnellement, heureusement !

Les algorithmes décisionnels en médecine

Les « algorithmes », ensembles de règles destinés à résoudre un problème[4], sont utilisés en médecine afin :

• D'améliorer les pratiques médicales en optimisant les stratégies diagnostiques et thérapeutiques.
• De diminuer les surcoûts inutiles, et donc les dépenses de soins.
• De diminuer la pression juridique exercée sur les médecins en officialisant des procédures reconnues par des institutions officielles.
• De former étudiants et médecins à acquérir les bons réflexes et à limiter le risque d'erreurs.

Construits à partir des données de la science médicale et de consensus d'experts, leurs champs d'application sont multiples, allant des maladies les plus organiques (pathologie cardio-vasculaire…) aux affections psychiques, telle la dépression par exemple.

Les progrès de l'intelligence artificielle améliorent l'utilisation des algorithmes en médecine, en particulier en cancérologie, au point d'intéresser les compagnies d'assurances.

Cependant, comme le souligne Bruno Falissard (polytechnicien, psychiatre et membre de l'Académie nationale de médecine), « toute décision médicale est singulière. Elle émerge du colloque médecin-malade (et famille), à partir des données de la science, mais également de la prise en considération des spécificités cliniques du patient et des volontés de ce dernier ». Car les algorithmes médicaux sont essentiellement statistiques, donnant une vision synthétique et optimisée de situations cliniques moyennes. Or il n'existe pas de *malade moyen*. Et le clinicien doit prodiguer des soins basés sur la science mais toujours personnalisés.

Bicéphalie

« Le médecin est médecin à la fois du malade et de la maladie », affirme avec acuité le philosophe Michel Serres, avant d'ajouter : le médecin « doit avoir d'une part, une expertise scientifique mise au point en temps réel, être un bon scientifique, un vrai savant et d'autre part, posséder cette qualité humaine d'approche, de sympathie, de relation [...]. Aucun métier dans le monde ne requiert à ce point cette bicéphalie[5] ».

C'est exact : le médecin soigne telle personne atteinte de tel cancer dans tel contexte. Que de progrès depuis les époques héroïques où leucémie, cancer, étaient synonymes de mort à brève ou moyenne échéance ! Pour autant, la médecine n'est pas une science dure, théorique, obéissant à la rigueur glacée de l'anonymat. C'est une science humaine. Le patient demande à être écouté avec le temps nécessaire pour être individuellement compris dans sa mosaïque existentielle. Rien à voir avec la médecine robotisée des scientistes, obsédés par les fausses certitudes rationalistes et les recettes standardisées. Le prêt-à-porter thérapeutique est-il plus rentable pour certains lobbies ? Certes. Les excès des prescriptions de tranquillisants et d'antidépresseurs en sont un exemple : psychotrope, mon amour ! Mais le sur-mesure, cette personnalisation de la science, est plus efficace et beaucoup moins dangereux ! Il a la nette préférence du malade, qui est d'autant plus observant de son traitement. C'est bien là que le généraliste trouve sa place d'élection.

Un de mes malades atteint d'un cancer, que j'avais adressé à un cancérologue, est revenu me voir en me disant « merci de m'avoir adressé au professeur X. Je suis vraiment très bien soigné mais je suis revenu vous voir car j'ai besoin d'un médecin ». Les malades font bien la différence entre le spécialiste d'organe qui prend en charge une *maladie* et le médecin généraliste qui prend en charge le *malade*.

Diagnostiquer la maladie à partir d'une « petite » fièvre, d'une « simple » douleur de la poitrine… c'est le talent du médecin généraliste !

Est-ce une phlébite ? Est-ce une embolie pulmonaire ? Est-ce un infarctus du myocarde atypique, un cancer ou un sida au début ? Rien n'est simple en médecine. Les maladies les plus graves se cachent souvent sous des symptômes banals. Pourquoi le Créateur a-t-il permis cela ? Mais c'est un autre débat. Heureusement, le généraliste veille, qui met toute sa science, son expérience et son intuition, à s'inquiéter à bon escient.

Le bon médecin généraliste possède cette expérience, ce « flair » clinique irremplaçable, mais aussi cette capacité d'analyse attentive de chaque signe, y compris du plus anodin : cette fatigue inhabituelle, ce teint pâle, cette mine défaite, cette douleur qui persiste… Que de pièges diagnostiques déjoués grâce à un examen clinique rigoureux, base indispensable de la réflexion qui conduira, si besoin et de façon hiérarchisée, à la demande d'un « bilan complémentaire » !

Art d'écouter, même les silences (souvent révélateurs de l'indicible !), art de voir et de percevoir, art de ressentir l'intime, le subjectif, la détresse à peine dite, la médecine n'est-elle pas religion de la sensibilité ? Le grand art du médecin généraliste est de savoir mettre en jeu la panoplie de ses sens au service de sa science. Un peu de temps, beaucoup d'écoute, la passion des malades et… l'expérience, ça vaut de l'or !

Pour moins de deux minutes d'écoute[6] !

D'abord, établir la communication avec le malade. Pas si facile ! Une étude canadienne de 1991 rapportait avec honnêteté que des médecins interrompaient leurs malades en train de décrire leurs symptômes au bout de… dix-sept secondes en moyenne ! Une autre étude, américaine, montrait une même tendance à interrompre les patients après vingt-trois secondes, sans même que les praticiens ne se soient rendu compte de la frustration ainsi créée chez les malades.

Or, si le médecin laisse parler ses patients, leur temps moyen de parole s'avère étonnamment court : une minute et trente-deux secondes en moyenne ! C'est ce que révèle une étude réalisée au centre de consultations du département de médecine interne de l'Université de Bâle[7] : avec des patients dont l'histoire médicale était complexe, quatre patients sur cinq terminaient leurs explications en moins de deux minutes, et seuls 2 % d'entre eux continuaient de parler au bout de cinq minutes. Est-ce que ça ne vaut pas la peine de laisser au malade ces deux minutes de parole, même si le médecin est pressé ? Et que d'informations perdues si on ne laisse pas ce temps d'expression spontané !

« Écoutez votre malade, il vous donne le diagnostic », confiait William Osler

William Osler (1849-1919) était un grand médecin, grand clinicien, grand scientifique. Il fut le « père » de l'endocardite infectieuse, cette redoutable infection du cœur, qui tue encore aujourd'hui, parfois en quelques jours.

Tout débute par l'écoute du malade, l'échange des regards et la foi en ses dires, qui restent les fondements incontournables de cette médecine clinique que défendent avec conviction les professeurs Daniel Couturier, Georges David, Jean-Daniel Sraer et Claude Sureau ainsi que le professeur Claude Matuchansky[8].

CHAPITRE 13

Savoir écouter et croire le malade douloureux

« Jamais ne connus philosophe qui puisse en patience endurer le mal de dents »,

confiait William SHAKESPEARE.

Et Graham Greene de lui faire écho : « Les saints parlent de la beauté de la souffrance. Mais, vous et moi, nous ne sommes pas des saints ! »

(*La Puissance et la Gloire*, 1940).

La douleur, maître symptôme de la médecine, est, par sa fréquence, annonciatrice et révélatrice d'innombrables maladies. En outre, elle est, comme la fatigue, un symptôme subjectif. La douleur appartient en propre au malade. Quel médecin peut venir lui dire : « ce n'est pas vrai, vous n'avez pas mal » ou « votre douleur ? vous en rajoutez, c'est du cinéma ! » ? Le patient ne doit pas hésiter à décrire et à préciser sa douleur, à la confier à son médecin, quitte à insister en cas de « mal entendu ». « Écoutez la plainte, soyez patient avec vos patients, impatients d'être soulagés », recommande à ses confrères Pierre Tajfel, médecin généraliste et spécialiste de la douleur.

Le malade, maître ès douleurs, maître ès souffrances

L'étudiant doit apprendre à *écouter et à croire* le patient qui affirme qu'il souffre, même si l'imagerie est normale, comme souvent dans la fibromyalgie, par exemple. Interroger, observer, examiner le malade oriente souvent vers le diagnostic. Mais surtout ne pas adopter l'attitude incrédule et aveugle de ce médecin, stigmatisée par Piem (fig. 1). « Et éviter que nos idées reçues abusent notre confiance en les dires du malade » (Pierre Tajfel).

Cette écoute et cette foi en les dires du malade (et de l'entourage) pourront d'ailleurs le sauver : aux urgences, combien de fois se trouve-t-on face à un malade qui hurle de douleur. Le frère d'un patient affirmait à l'interne incrédule : « Écoutez-le, je vous assure c'est un solide, c'est un gaillard. S'il dit qu'il souffre de cette façon, c'est que c'est vrai, docteur, écoutez-le, croyez-le. » C'était une embolie pulmonaire, à la symptomatologie atypique comme si souvent ! Écouter et croire.

Savoir aussi décoder le non-dit chez l'enfant qui a peur d'avouer sa douleur, pour de multiples raisons : peur de passer pour pusillanime,

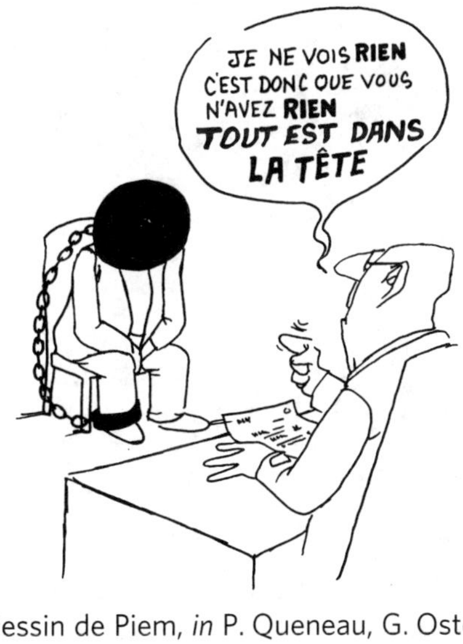
JE NE VOIS RIEN
C'EST DONC QUE VOUS
N'AVEZ RIEN
TOUT EST DANS
LA TÊTE

Figure 1. Dessin de Piem, *in* P. Queneau, G. Ostermann, P. Grandmottet, *La Douleur à bras-le-corps*[1].

peur d'être malade, peur de l'hôpital, peur d'une rechute, peur d'examens douloureux mais aussi peur d'inquiéter ses parents… En réalité, la douleur se lit et se décrypte sur le corps et à la mimique du petit enfant.

Au fait, le meilleur enseignant de la douleur, n'est-ce pas souvent le malade lui-même, véritable maître ès douleurs, maître ès souffrances, qu'il faut savoir écouter et croire ? Être imprégné de cela témoigne déjà d'une réelle sensibilisation à l'éthique médicale.

La « double peine »

Un patient souffre de douleurs chroniques, rebelles à tout traitement. Que faire ? Ne pas le croire ? C'est l'exposer à être victime de cette « double peine » que nous avons souvent stigmatisée : souffrir et passer en plus pour un simulateur ou un menteur (fig. 2). *L'écouter et… le croire* l'acquitte au moins de cette seconde peine et relance une relation médecin-malade confiante.

Il faut sensibiliser l'étudiant à écouter avec finesse les plaintes les plus intimes du patient et à le croire lorsqu'il affirme qu'il souffre.

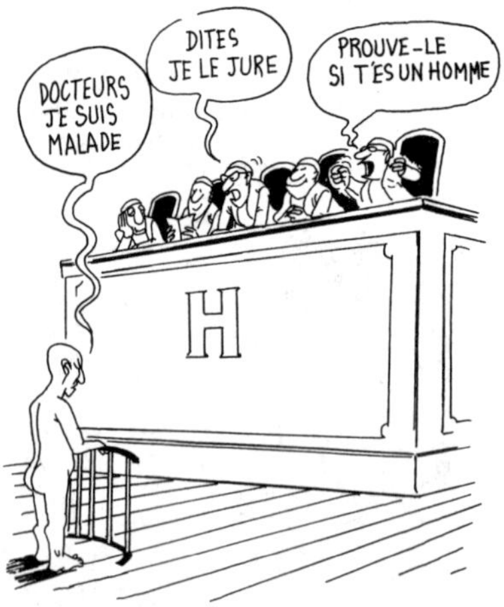
DOCTEURS JE SUIS MALADE
DITES JE LE JURE
PROUVE-LE SI T'ES UN HOMME
H

Figure 2. Dessin de Piem, *in* P. Queneau, G. Ostermann, P. Grandmottet, *La Douleur à bras-le-corps*[2].
« Docteur, j'ai mal ! Il faut me croire. Et ne me dites pas, vous aussi, que j'invente. »

Il faut lui apprendre aussi que « la douleur chronique a toujours une inscription dans son histoire personnelle » et que parfois le facteur explicatif et chronologique du patient n'est pas le bon, ce qui impose au médecin de ne pas avoir une « réponse opératoire rapide, mais une prise en charge longue et empathique », comme le souligne Bernard Laurent[3].

CHAPITRE 14

Revaloriser le temps consacré au malade

Publiée dans la revue *Annals of Internal Medicine*[1], une étude du centre hospitalier universitaire vaudois de Lausanne (Suisse) montre que les internes passent aujourd'hui trois fois moins de temps au chevet du malade que devant leur écran d'ordinateur pour y consulter et saisir les données de son dossier médical informatisé.

Cela met en péril la qualité des soins. Comme le souligne avec pertinence le docteur Rachel Bocher, « le temps médical est trop contraint à l'heure actuelle. Cela d'autant plus que la nouvelle génération de médecins compte ses heures. Ce qu'ils ne feront pas dans le temps imparti ne sera pas fait à un autre moment. Bref, si les patients ne sont pas vus aux heures prévues ils ne seront pas vus du tout. Ce moindre temps passé auprès des patients a forcément des conséquences néfastes sur la prise en charge des malades[2] ».

Les avis convergent : redonner du temps médical aux médecins est une urgence absolue. Lors de la grande consultation menée en 2015 par le Conseil national de l'ordre des médecins (CNOM), 25 % des médecins signalaient la nécessité de redonner du temps médical comme l'une des priorités de la réforme présentée le 7 février 2017 par l'ordre des médecins[3].

Dans notre monde de vitesse et de précipitation, du « tout, tout de suite », la *valeur temps* se dévalorise. Il faut du *temps* pour écouter le malade, ne pas le couper tout de suite dans le récit de sa plainte, surtout s'il est en train d'exprimer quelque chose de complexe ou d'intime ! Pas question de le laisser raconter toute sa vie, mais, à l'inverse, éviter « l'interrogatoire mitraillette » qui soumet le malade à un feu intensif de questions, qui, même bien intentionnées, risquent de le gêner dans le récit de ses symptômes et… de détourner le médecin de la bonne piste diagnostique.

La bonne médecine requiert du temps. Que cessent ces propos irresponsables qui se piquent d'affirmer que la médecine libérale peut facilement s'adapter aux 35 heures sans préjudice grave pour les malades, que soigner est un métier comme les autres et que les médecins sont interchangeables d'un jour à l'autre ! Ce ne sont qu'illusions distillées par des lunettes d'images virtuelles.

L'équation de la qualité des soins

Dans *Le malade n'est pas un numéro !*[4], nous avions proposé, Damien Mascret et moi, cette équation pour souligner les données essentielles d'une bonne qualité des soins :

(S + ER) x T = QSP

S : données acquises de la science médicale,
ER : démarche éthique et relationnelle des soignants,
T : temps disponible au malade,
QSP : qualité des soins *personnalisée.*

Ainsi, la qualité des soins repose sur l'alliance des « données de la science médicale » avec une bonne prise en charge relationnelle du malade, auquel le médecin doit consacrer le temps nécessaire :

- Temps de l'écoute attentive des symptômes que vient confier le malade.
- Temps de l'examen clinique systématique du malade.
- Temps de la réflexion à tous les stades du diagnostic et du traitement.
- Temps d'une bonne information « loyale, claire et appropriée » (article 35 du Code de déontologie médicale) du malade et de son éducation.

• Temps de la recherche d'un « accord mutuellement consenti à la décision thérapeutique », d'autant plus important lorsque la situation clinique est complexe et grave, avec notamment risque d'accident thérapeutique ou opératoire.
• Temps du *suivi* du patient, lui aussi essentiel : le généraliste est l'indispensable coordonnateur des traitements des malades chroniques, surtout lorsqu'ils sont à risques (personnes âgées polymédicamentées par exemple).

Le temps de l'annonce d'une maladie grave

En cas d'annonce d'une maladie grave, le médecin doit consacrer tout le temps nécessaire dans un contexte d'intimité. « La révélation de la vérité demande autant de délicatesse que l'amour[5] » (France Quéré).

« On ne peut plus rien faire pour vous… » C'est « cette réponse brutale, inhumaine, imprudente, irresponsable, fausse, en un mot anti-éthique » que condamne à fort juste titre notre ami le doyen Jean-Marie Mantz[6].

Outre que c'est d'une brutalité inacceptable, il est inhumain et indécent de supprimer tout « coin de ciel bleu », tout espoir possible. C'est irresponsable d'autant que l'espoir peut réveiller une énergie souvent efficace vis-à-vis de la maladie, même la plus grave, dans des situations que la science anonyme donnerait pour perdues. Les médecins ne sont pas des prophètes, et il est criminel d'assassiner l'espérance (voir cinquième partie, p. 181).

CHAPITRE 15

Prises de sang, échographie, scanner et IRM pour tous ?

« La science a ruiné la bonne conscience du sens commun et du bon sens. »

Paul VALÉRY, *Rhumbs*.

Quand faut-il déclencher « la batterie des examens complémentaires » devant des symptômes en apparence « banals » ? Quand faut-il programmer un scanner, une IRM ou d'autres examens devant des maux de tête, des lombalgies, des douleurs abdominales tant soit peu persistantes ? Certes, l'assurance ne paraît chère qu'avant l'accident. En réalité, seule une qualité clinique éprouvée permet de hiérarchiser et de prescrire à bon escient les examens complémentaires nécessaires, évitant par là même la gabegie des bilans inutiles.

Cela doit être enseigné avec un soin infini, au contact des malades.

Ce qui suppose que l'appareil juridique et les médecins experts auprès des tribunaux le comprennent et ne viennent pas condamner *a posteriori* le médecin en affirmant qu'*à l'évidence* il aurait dû prescrire chez ce malade échographie, scanner, IRM… Avec le risque de « modéliser » des dérives inflationnistes d'examens engendrant des surcoûts inconsidérés pour les organismes de prise en charge et pour les malades eux-mêmes. Il est vrai que la médecine est tellement plus facile à pratiquer *a posteriori* qu'*a priori, in vivo* !

Inconvénients des examens complémentaires inutiles[1]

- Risque iatrogène en cas d'examen dangereux.
- Difficultés :
– pour expliquer des données discordantes ;
– pour savoir que faire de données inattendues.
- Risque de se focaliser et d'intervenir sur une « image » sans rapport avec la plainte.
- Surcroît d'inquiétude pour le patient.
- Coût financier pour le patient et pour la collectivité.

Diagnostics précoces, surdiagnostics et surtraitements inappropriés ?

Oser parler de surmédicalisation[2] à l'heure du progrès technologique ?

L'imagerie moderne permet des diagnostics précoces dans des domaines variés, à commencer par certains cancers (du sein, du rein…). C'est un progrès précieux. Cependant, nombre de ces découvertes d'imageries concernent des anomalies bénignes ne nécessitant aucun traitement et la seule surveillance attentive de la lésion. Cependant, « ces découvertes fortuites chamboulent la vie des patients. L'espace d'une IRM ou d'un scanner, ils passent du statut de bien portant à celui de malade potentiellement grave[3] », avec l'anxiété bien compréhensible que cela induit.

L'art du généraliste est d'assurer le suivi tout en rassurant son patient et en le motivant pour qu'il effectue la surveillance conseillée par le spécialiste. Il faut aussi savoir que la répétition « compulsive » de l'imagerie moderne, notamment des scanners, n'est pas anodine. C'est ce que souligne Jean Dubousset dans son récent rapport à l'Académie concernant « l'usage des rayons X au cours de l'imagerie diagnostique et interventionnelle, à l'exclusion de la radiothérapie[4] ».

Étiqueter « malades » des bien portants ou leur faire redouter de l'être a des conséquences psychologiques, voire comportementales.

Étiqueter maladie une anomalie biologique ou technique n'est jamais sans inconvénient. Cette prise de conscience est une responsabilité majeure de la formation des médecins[5].

Veillons à ce que les malades ne deviennent pas des victimes d'un activisme irréfléchi consécutif à une surutilisation inappropriée des nouvelles technologies.

> Oui, la médecine, c'est difficile, même aidée par la technologie la plus performante !
> Et le médecin ne doit jamais se départir de son bon sens ! Ses conseils valent de l'or.

CHAPITRE 16

Le bonheur remboursé par la Sécurité sociale ?

Valoriser la consultation du médecin généraliste pour… sauver l'assurance-maladie ?

Il faut revaloriser l'exercice libéral. Comment ? En protégeant ses principes fondamentaux, qui font l'originalité et l'excellence de la médecine française : la liberté de choix du patient, l'indépendance professionnelle du médecin, sa liberté d'installation, mais aussi la rémunération de ses actes à leur juste valeur.

Le bon médecin est un « artisan » auquel se confie le malade. À cet effet, aucune médecine de qualité ne peut s'opérer sans une juste reconnaissance du temps consacré au malade. Sait-on que le généraliste français est le plus mal rémunéré des généralistes de l'Union européenne, hormis les médecins finlandais et tchèques ?

Il est heureux que la nouvelle Convention 2017 prenne en compte le temps nécessaire à des premières consultations complexes. Les quatre nouveaux modes de rémunération des consultations vont dans le bon sens. Ils sont précisés dans la première partie du livre (voir p. 19).

Sauver l'assurance-maladie par une « vraie » revalorisation de la consultation du médecin généraliste ?

Possible ? Pour les Français, la réduction du déficit de la Sécurité sociale passe en priorité par une meilleure organisation du système de santé autour du médecin généraliste, avec entre autres le développement de la prévention. Éviter les recours inappropriés aux scanners, IRM et autres examens coûteux permettrait d'immenses économies pour la Sécurité sociale. Le calcul est facile à faire : augmenter le prix d'une consultation ou dépenser dix, vingt, cent fois plus pour des bilans inutiles, on voit le bénéfice.

« Docteur, vous auriez dû envoyer ma femme aux urgences... »

Quel médecin n'a pas entendu la plainte d'une famille éplorée par la mort d'un proche avec le reproche de n'avoir pas « tout tenté » : hospitalisation aux urgences, bilan complet...

Je ne peux pas détailler ici les multiples souvenirs que m'évoque cette question. Je tiens à affirmer que, pendant toute ma vie professionnelle, en tant que médecin hospitalier, je me suis efforcé de ne jamais faire perdre de chance au malade. Mais où est la limite ? Faut-il déployer un bilan complet face à tout malade fatigué ou souffrant de symptômes que tout porte à croire comme bénins ? Quelle est la limite des démarches éthiquement acceptables ? Et faut-il que tout malade meure à l'hôpital après avoir tout tenté ?

« Vous auriez dû faire faire une IRM ou tel bilan biologique à ma mère. Si vous l'aviez fait, telle complication ne serait pas survenue. » La médecine connaît des limites. Évidemment, chaque situation grave pose la question légitime de savoir si « tout a été fait » pour l'éviter ou la combattre. Et donc, jusqu'où faut-il multiplier les bilans ? Il est très facile de dire après coup « il n'y avait qu'à... », facilité dont certains usent trop rapidement. La médecine n'est pas une science toujours exacte. Ainsi, nombre d'accidents restent hélas imprévisibles.

La « médecine défensive » a un coût

Aucun laxisme ne doit couvrir les erreurs authentiques. A *contrario*, tout jugement critique *a posteriori* doit être condamné dès lors que les bonnes pratiques de soins ont été observées, dans le contexte réel dans lequel s'est trouvé le praticien.

C'est indispensable si l'on veut éviter de céder à une pression juridique excessive conduisant à multiplier les bilans non justifiés, dont le coût exorbitant priverait d'autres malades de soins nécessaires.

Le généraliste est l'un des meilleurs artisans de cette « médecine sobre » chère à René Mornex[1]. Elle seule permet d'éviter d'aller vers cette « médecine défensive » qui, paralysée par le mythe du risque zéro, piège du « principe de précaution » poussé à l'extrême, conduit à multiplier les bilans systématiques inutiles et coûteux (scanner et IRM pour tous !) pour échapper aux risques contentieux et juridiques.

C'est aussi la non-qualité qui coûte cher

Le temps politique est aux antipodes du temps pédagogique !

Qui s'intéresse « en haut lieu » à la formation de l'étudiant au contact du malade, à une époque où le temps politique, trop esclave du court terme, l'emporte implacablement sur le temps pédagogique ? Sensibilisation progressive et patiente, la pédagogie est à mille années-lumière de la politique-spectacle et du retour sur investissement à court terme ! Pas de chance !

Malgré les dures réalités du coût de la santé, nos ministres de tutelle ont le devoir d'assumer pleinement cette mission première : soutenir la formation clinique des étudiants auprès du malade, hélas dévaluée aujourd'hui. Son coût, même élevé, est un investissement humain, mais aussi financier déterminant pour la médecine de demain, car, si la qualité a un coût élevé, c'est aussi *la non-qualité qui coûte cher, sous le double registre humain et économique* : errances diagnostiques, traitements inappropriés et dangereux[2].

Comment prévenir ce surcoût induit par la *non-qualité* ? En combattant le mal à sa racine par une formation quotidienne tout au long des études, à l'hôpital comme chez les généralistes maîtres de stage. C'est au contact de la réalité des malades que se fera cet apprentissage des démarches décisionnelles concrètes, avec tout ce que cela comporte de *science médicale* mais aussi *d'art de soigner*.

Nous le martèlerons plus loin : la bonne formation clinique du généraliste, c'est celle qui conduit à prescrire les examens complémentaires et les traitements à bon escient, avec discernement. C'est « la médecine sobre » défendue avec ferveur par René Mornex[3]. Que d'économies en supprimant les trop fréquents examens inutiles et en prévenant les millions d'accidents médicamenteux évitables graves !

Quand l'humanisme se conjugue avec les économies de santé

L'exemple des lombalgiques

Mal du siècle, la lombalgie illustre l'alliance de la compétence, de l'humanisme et des économies de santé, car c'est souvent au stade de la lombalgie aiguë, dès la première consultation du généraliste, que se joue le pronostic du redoutable passage à la chronicité.

En progression constante, la lombalgie représente aujourd'hui près de 20 % des accidents du travail. Elle coûterait en France près d'un milliard d'euros par an, voire davantage : certaines études indiquent 5 à 10 milliards d'euros si on additionne les remboursements des soins, les indemnités journalières et le coût des séquelles.

Situation terrible et importance de la première consultation qui devra allier apaisement de la douleur et appréciation du handicap sur la vie personnelle et professionnelle. Le grand art du médecin généraliste sera d'allier écoute, traitement approprié, aide à une reprise progressive de la vie active. Cet enjeu sera de taille pour éviter le passage à la douleur chronique et à la dépression qui l'accompagne si souvent. Il faut savoir alors décoder ce « J'ai mal » qui signifie souvent « Je suis mal/Je vais mal/Je suis handicapé/Je me sens déprimé, impuissant à redevenir comme avant ». La réhabilitation d'un lombalgique chronique est un « match » long et difficile, qui requiert toute l'énergie du patient tout autant que la compétence et l'humanisme des soignants. Sinon, c'est la désespérance pour le malade et son entourage, ainsi qu'un coût énorme pour la société.

Le double bénéfice d'un comportement éthique : humanisme et… efficacité !

L'éthique imprègne toute démarche soignante : par respect du malade en tout premier lieu, mais aussi parce qu'une relation de confiance entre le médecin et le malade contribue, on le sait, à l'efficacité du traitement et donc aux économies de santé. Beau succès, auquel le généraliste prend une part essentielle !

CHAPITRE 17

Le docteur n'est pas un dieu !

« Mon Dieu, j'ai tellement confiance en vous que j'ai envie de vous appeler docteur ! »

SEMPÉ.

Et si la médecine envahissait un peu trop nos vies ? Les avancées de la science y concourent. C'est aussi un effet de la laïcisation de notre civilisation. Aujourd'hui, Dieu est mort. L'intelligentsia s'adonne au scepticisme. Chacun devient morose. Alors, vive la science et la technique, supposées toutes-puissantes ! Et vive la Sécurité sociale qui rembourse cette médecine prométhéenne !

Et le médecin généraliste dans tout cela ? Conseiller disponible et pilote averti, son rôle est indispensable : pour le docteur Claude de Bourguignon, c'étaient des heures et des heures de travail hebdomadaires pour écouter, soigner et accompagner les malades, en cherchant à optimiser les dépenses de santé !

Autrefois la médecine avait pour objectif de guérir les malades et d'aider chacun à être actif et en bonne santé. Aujourd'hui, on lui demande davantage : guérir immédiatement, par un coup de baguette magique, mais aussi conférer le bien-être, la performance, l'intelligence, la beauté. Illusion de la pilule miracle, le *panaceum*, cet élixir qui apporte la réussite et le bonheur ! Comme on attend tout du chirurgien... qu'il nous répare en changeant les pièces défectueuses de notre mécanique.

Nous vivons une époque formidable ! On a voulu imaginer que le bonheur surgirait de la cornue de l'alchimiste ou du divan du psychiatre ; à moins que ce ne soit de l'illusion d'une certaine « médecine spectacle » que tour à tour on magnifie puis que l'on jette aux orties.

La réalité est plus prosaïque. L'immense progrès médical permet de mieux soigner. Cependant, nos souffrances nous taraudent. Nos peurs de la maladie, du handicap, de notre finitude, nous rappellent à l'ordre : nous voulons être conseillés, accompagnés par des personnes humaines, sensibles à nos inquiétudes, à notre détresse. Le bonheur ne s'achète pas en boîte, n'en déplaise aux faux prophètes en vogue et autres marchands d'illusions qui font si souvent recette !

Alors, face à ces attentes et à ces espoirs déçus, à qui la faute ? Aux dérives politico-médiatiques ? À la macroéconomie galopante et aveugle ? Aux déviances de l'argent roi ? Au scientisme et autres conceptions ésotériques ? Aux accidents thérapeutiques évitables ? Aux carences insupportables de l'éducation ? À la perte des repères et du bon sens ? Au manque d'éthique ?

L'Homme ne se sauvera pas sans l'Homme. La science est un outil, à manier avec discernement. Il lui faut un pilote, un capitaine qui maîtrise les vents et les marées de la maladie, les tempêtes et les tornades qui secouent le malade.

Ce capitaine averti, vous l'aurez compris, c'est le médecin généraliste bien formé !

CHAPITRE 18

Quand le médecin « se prescrit lui-même »

En 1973, j'ai eu le privilège de travailler à l'Institut des relations humaines de la Tavistock Clinic, à Londres, haut lieu de la psychosomatique. C'est là que j'ai rencontré la rayonnante et chaleureuse Enid Balint, psychanalyste et veuve depuis peu de Michael Balint, lui-même psychanalyste et auteur de ce livre phare *Le Médecin, son malade et la maladie*[1]. Depuis des années, j'avais travaillé sur la si difficile prise en charge des lombalgiques chroniques, notamment avec Michel Sapir[2]. Tous m'avaient mis sur la voie de cette vérité majeure en thérapeutique : « Le médecin se prescrit lui-même », selon la belle expression de Michael et Enid Balint, qui souligne la dimension relationnelle de toute consultation médicale.

Chacun sait aujourd'hui que l'effet global d'un médicament résulte de la conjonction de deux composantes : l'effet pharmacologie propre lié à la substance médicamenteuse et l'effet placebo (en latin « je plairai »). Ce dernier dépend lui-même de multiples facteurs : la présentation du médicament, sa voie d'administration (la « piqûre » plus efficace que le comprimé ?), sa couleur, mais aussi son prix et surtout... le médecin prescripteur.

Par sa compétence, par la connaissance de son patient mais aussi par sa présence, son charisme, son enthousiasme, ses explications, sa capacité à rassurer, le médecin généraliste possède un pouvoir de suggestion, véritable *effet d'empreinte. C'est l'effet placebo du médecin,* qui imprègne tout traitement. En outre, sa conviction que celui-ci est bien choisi et bien compris du malade, en toute confiance, va pouvoir améliorer son observance, son efficacité et même sa tolérance. À l'inverse, un traitement prescrit au sein d'une mauvaise relation médecin-malade peut se révéler *de facto* moins observé, moins efficace et moins bien toléré.

Cela doit être enseigné au contact intime du malade dans le cadre de l'*indispensable formation psychologique de tout médecin.*

Deux images du médecin

Déjà, François Rabelais opposait deux portraits de médecins : « Le minois du médecin, chagrin étriqué, rébarbatif, catonian, mal plaisant, mal content, sévère et rechigne attriste le malade », tandis que la « face joyeuse, sereine, gracieuse, ouverte, plaisante, réjouit le malade. Cela est tout éprouvé et très certain ».

CHAPITRE 19

L'observance des traitements, baromètre de la confiance du malade envers son médecin

Arrêter le traitement de son diabète, de son hypertension artérielle ou son traitement anticoagulant, c'est tentant, surtout si l'on ne se sent pas vraiment malade. Pendant ce temps-là, la maladie s'aggrave insidieusement jusqu'au jour où elle bascule vers une complication grave : décompensation du diabète, complication vasculaire de l'hypertension, accident vasculaire cérébral lié à l'arrêt inapproprié d'un traitement anticoagulant par un malade porteur d'une fibrillation auriculaire par exemple.

Avant d'affirmer qu'un traitement prescrit est inefficace, encore faut-il s'assurer qu'il a été correctement suivi. Or, en moyenne, un malade sur deux seulement suit fidèlement son traitement au long cours : soit qu'il ne le prenne pas, soit qu'il en modifie la posologie, l'horaire des prises et, plus grave encore, la durée. Traitement arrêté trop tôt : attention danger !

Ajoutons que, loin de réaliser une économie, la non-observance est coûteuse : en dépenses *directes* du fait de l'achat de médicaments remboursés et non utilisés ; et en outre en dépenses *indirectes* induites par le coût des nombreux accidents thérapeutiques évitables qu'elle entraîne.

Stop à la cafouillothérapie !

Une bonne prescription, c'est bien, suivie d'une bonne observance, c'est mieux ! L'essentiel réside dans un comportement responsable du malade, fortement influencé par les explications de son médecin sur son traitement et *in fine* par cette relation de confiance si essentielle qui s'est nouée entre eux. Aux antipodes de la cafouillothérapie, l'observance, gage d'efficacité, est un excellent baromètre de la relation médecin-malade.

CHAPITRE 20

Le médecin au cœur de l'automédication[1]

« J'ai mal et je me soigne tout seul ! » Qu'en est-il de ce grand rêve d'indépendance ? L'automédication est-elle l'acte libérateur vis-à-vis du joug d'une médecine vécue comme oppressante, surtout lorsqu'elle se révèle impuissante à guérir ? Est-elle un crime de lèse-faculté, une inadmissible transgression face à la mère-médecine ? Est-elle au contraire une pratique acceptable, dans certaines limites, et utile ?

Il existe en réalité deux formes d'automédication : la première, légitime et habituellement peu dangereuse, par des *médicaments destinés à l'automédication*, achetés en pharmacie sans ordonnance ; la seconde, plus dangereuse, en utilisant des *médicaments de prescription hors de toute ordonnance médicale récente* (médicaments de la « pharmacie familiale », acquis sur Internet…).

L'automédication concerne le médecin généraliste pour deux raisons :

• *Le retard dans le diagnostic d'une maladie masquée par une automédication inappropriée et non révélée par le malade*, à l'origine de situations parfois tragiques : telle cette comédienne qui se « bourrait » d'antalgiques pour calmer ses douleurs vertébrales rebelles, induites non par « son » arthrose vertébrale mais par des métastases d'un cancer du sein non diagnostiqué. Le succès de la pièce aidant, elle allait attendre neuf mois pour consulter. Verdict : métastases osseuses multiples. Dans d'autres cas, le malade peut négliger de parler de son automédication au médecin, pensant qu'elle est sans intérêt pour lui.

• *La survenue d'effets indésirables médicamenteux évitables* liés à des autoprescriptions inappropriées (erreur d'indication ou de posologie, durée excessive…), entre autres par interactions méconnues entre traitements prescrits et automédiqués. Telles ces hémorragies digestives liées à la prise simultanée de deux anti-inflammatoires, l'un prescrit par le médecin et l'autre autoprescrit par le malade et dangereux sans qu'il le sache : prise d'un anti-inflammatoire commercialisé comme antalgique (Nurofen®, Advil®…) alors qu'il s'agit d'un anti-inflammatoire à demi-dose, ce qu'il ne sait pas. Le malade reçoit alors à son insu un double traitement anti-inflammatoire, ce qui en décuple les risques, hémorragiques notamment.

On voit l'importance du médecin généraliste, dont l'interrogatoire médicamenteux est capital, à la condition d'être mené avec bienveillance et toujours… dans la confiance.

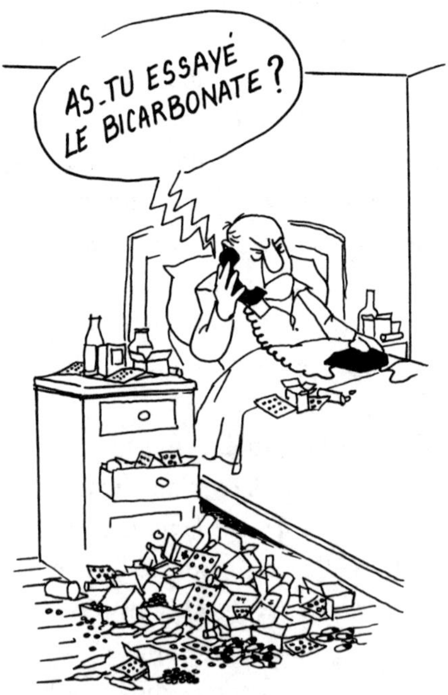

Figure 3. Dessin de Piem, *in* P. Queneau, G. Ostermann, P. Grandmottet, *La Douleur à bras-le-corps*.
« As-tu essayé le bicarbonate ? »

CHAPITRE 21

Le généraliste : un éventail de fonctions et de… missions !

Les cinq fonctions essentielles du généraliste

Le Collège national des généralistes enseignants (CNGE) formalise cinq fonctions essentielles du médecin généraliste :

– le premier recours ;
– la prise en charge globale ;
– la coordination des soins, la synthèse ;
– la continuité des soins, le suivi au long cours ;
– la santé publique : le dépistage, la prévention.

On doit y adjoindre le développement de la recherche en soins de santé primaire et bien entendu la formation en deuxième et troisième cycle des études ainsi que lors du développement professionnel continu. Nous y reviendrons.

Ces missions sont développées dans l'excellent rapport du professeur Pierre-Louis Druais « La place et le rôle de la médecine générale dans le système de santé », remis à madame Marisol Touraine, ministre des Affaires sociales, de la Santé et des Droits des femmes, en mars 2015. Ces missions sont bien précisées dans le Code de la santé publique.

J'aimerais valoriser quelques-unes des missions du généraliste, à mes yeux primordiales.

Les malades suivis par *le même généraliste* sont moins souvent hospitalisés !

C'est ce que démontre explicitement l'excellente étude récente d'une équipe britannique de chercheurs de la Health Foundation[1]. Deux cent trente mille patients seniors, âgés de 62 à 82 ans, avaient consulté au moins deux fois un médecin généraliste entre avril 2011 et mars 2013 pour une maladie n'imposant pas habituellement l'hospitalisation (asthme, grippe, pneumonie...).

Les résultats furent édifiants puisque les auteurs ont enregistré une diminution des hospitalisations de près de 20 % (19, 29 %) entre les patients suivis par *le même généraliste* et ceux *non suivis* par un généraliste. Ceux qui étaient suivis par des médecins généralistes *différents* étaient eux aussi moins souvent hospitalisés mais de façon moins nette (environ moins 10 %). Une bonne continuité des soins est donc un facteur essentiel pour la santé, notamment celle des seniors porteurs de plusieurs maladies.

Être suivi par le même médecin aide à instaurer « le sens des responsabilités réciproques entre les patients et les médecins généralistes ». À l'inverse, un système de soins primaires fragmenté « fournit un cadre favorable pour recourir aux services d'urgence[2] ».

Nous sommes convaincus nous-mêmes que le suivi par *le même généraliste* contribue à limiter la venue des malades non urgents dans les services d'urgences, qui souffrent d'afflux croissants de malades : en France, dix-huit millions de consultations aux urgences en 2015, contre onze millions en 2011, soit une augmentation de 64 %. Cette évolution concerne de nombreux autres pays.

Il est impératif que les services d'urgences consacrent toute leur énergie aux malades réellement urgents. Coup de chapeau au généraliste qui, à sa consultation ou lors de ses *précieuses visites à domicile*, sait prendre en charge lui-même de nombreuses urgences médicales ou traumatologiques. Il en est de même lors des épidémies de grippe où il est orfèvre pour faire le tri entre les malades qui peuvent être soignés en ambulatoire – la grande majorité – et ceux qui doivent être adressés aux urgences. Ne sourions pas, c'est une mission très délicate, aux enjeux vitaux. Or la raréfaction des généralistes libéraux et leurs difficultés à effectuer des visites à domicile favorisent l'augmentation inquiétante des passages aux urgences. En outre, la pénurie de généralistes est un énorme problème de santé publique, désespérément soulevé par les malades, même en dehors des périodes d'épidémies. Que faire ? Problème à résoudre sans délai (voir troisième partie, p. 127).

Le généraliste et les malades chroniques

Les maladies chroniques sont la première cause de décès et la source principale des dépenses de santé[3]. Leur dépistage précoce de même que leur suivi régulier par le généraliste sont déterminants pour éviter à ces patients des complications multiples, dont la redoutable perte d'autonomie. Cela exige du temps pour la prévention, pour le suivi du traitement et pour l'éducation thérapeutique du patient. Ce temps justifie de donner aux généralistes, omnipraticiens par excellence, les moyens nécessaires.

Le généraliste, l'enfant et l'adolescent

« Plus de 80 % des enfants de 2 à 18 ans sont suivis actuellement par un médecin généraliste et certaines villes n'ont plus de pédiatre libéral[4]. » C'est pourquoi l'Académie de médecine appelle à une refonte d'urgence de l'enseignement de la discipline pour pouvoir aussi former les médecins généralistes à la pédiatrie. Ainsi, tout futur généraliste doit avoir été formé à cette mission à la faculté mais aussi par un stage obligatoire de pédiatrie au cours du troisième cycle[5].

Le rôle du généraliste est capital pour les pathologies pédiatriques courantes, permettant d'éviter là aussi le recours abusif aux services des urgences.

Il en est de même, bien sûr, pour les vaccinations[6], enjeux déterminant pour l'enfant et la collectivité. Les médecins généralistes sont pour beaucoup dans le haut niveau de vaccination des Français, malgré la montée progressive des fausses vérités diffusées par certains réseaux sociaux et certains médias. Nous vivons à l'heure d'une « société postfactuelle » qui met à l'épreuve la vaccination[7]. Saluons le temps consacré et le talent du médecin qui sait convaincre les intoxiqués de cette défiance, dramatique pour les populations. C'est pour nous l'occasion de rappeler aussi le rôle de l'école et… du médecin scolaire dans cette prévention de maladies infectieuses qui ont été hier des tragédies (tuberculose, polyomélite…), dont la résurgence frappe à notre porte.

Vieillir en bonne santé grâce à son médecin généraliste !

Quel que soit le nombre de leurs maladies, les seniors plébiscitent de vieillir chez eux, y compris ceux qui souffrent de plusieurs maladies et de handicaps chroniques (on parle de multimorbidité[8]). Mesurer l'impact de chaque maladie sur la qualité de vie pour établir des priorités de soins, décider avec le patient de ce qui compte le plus pour lui, gérer les traitements multiples, les adapter, les hiérarchiser mais aussi déprescrire ceux qui sont inutiles ou devenus tels, voilà la mission du généraliste.

Devant tant de complexité, celui-ci est parfois tenté d'avoir recours à l'hôpital, entre autres aux services d'urgences, sollicités en première ligne avec un risque d'engorgement sans précédent, surtout dans les régions sous-dotées en généralistes. Mais la question perdure : quand faut-il envoyer à l'hôpital la personne âgée porteuse d'une multimorbidité ? Davantage de recommandations validées pour les patients *complexes* seraient précieuses. N'oublions pas non plus l'impact des traitements reçus par ces malades âgés, à l'origine de très nombreuses complications à commencer par les anticoagulants, les pyschotropes et les anti-inflammatoires[9].

L'EXEMPLE DU SUIVI DES ACCIDENTS VASCULAIRES CÉRÉBRAUX (AVC)

Malgré leur efficacité prouvée, les traitements modernes des AVC (thrombolyse intraveineuse, thrombectomie en urgence) ne sont accessibles qu'à une minorité de patients dans la mesure où ils doivent être utilisés dans les toutes premières heures qui suivent l'AVC. Au total, une majorité de malades garderont hélas des séquelles de leur accident vasculaire.

Le rôle du neurologue et de l'équipe de rééducation est bien établi pour réduire le handicap final. Mais le suivi par le généraliste est précieux tout autant. N'oublions pas que ces malades viennent de recevoir le ciel sur la tête : leur mode de vie, leur bonheur quotidien sont bouleversés avec le spectre de séquelles irrémédiables. Le médecin généraliste est là aussi pour soigner la dépression légitime de ces patients et les aider à atteindre des objectifs positifs dans leur rééducation fonctionnelle.

Et le malade très âgé à domicile ?

Le conjoint, les parents et les proches sont indispensables pour contribuer à la prise en charge de certains malades très âgés à domicile : *a fortiori* lorsque existent, cas fréquents, des troubles moteurs et des troubles psychiques (pertes de mémoire, Alzheimer…) ou même une simple grande fatigue avec risques de chute, favorisés par les médicaments psychotropes et hypnotiques, entre autres.

Cependant, le rôle du généraliste est majeur, surtout lorsqu'il n'y a plus d'aidant familial disponible. Mais peut-on remplacer l'humain par la technique ? La télémédecine, la téléprescription, la télétransmission de paramètres (glycémie, tension, poids…), la géolocalisation, la téléalarme, sont largement soutenues par les plans de Santé publique et les Agences régionales de santé, notamment en zones de déserts médicaux. Mais ces moyens, très utiles et souvent indispensables, ne répondent que partiellement au besoin de présence. Le rôle du généraliste est ici essentiel. Rien n'est à négliger : c'est là que le facteur peut lui aussi apporter un réconfort et transmettre des nouvelles à la famille éloignée, grâce à ses nouvelles missions (tel le service « Veiller sur mes parents » de La Poste).

La fin de vie

La peur de souffrir (algophobie) suscite un effroi parfois supérieur à la peur de mourir[10] : pour une majorité de Français, l'euthanasie est la solution à la douleur rebelle et au mal-être.

Face aux patients très âgés, le médecin de famille doit dédramatiser la fin de vie. Cela lui impose d'effectuer un travail sur lui-même pour apaiser l'angoisse des mourants, accepter les limites d'une médecine strictement orientée vers la guérison, mettre en valeur les soins de base et adhérer au refus de l'obstination thérapeutique que constitue la culture palliative. De plus en plus souvent, les personnes âgées décèdent sans être passées par une étape durable de dépendance. Des accompagnements jusqu'à la fin de leur vie sont possibles grâce à des visites à domicile où le médecin ne compte pas son temps. Cela vaut de l'or.

Le généraliste et les malades opérés en ambulatoire ou après une brève hospitalisation

Ces malades viennent d'être opérés d'un cancer du sein ou de la prostate, d'une sciatique, d'une lithiase vésiculaire ou même d'une thrombose artérielle… Les progrès de la chirurgie moderne leur permettent de rentrer à leur domicile le jour même de leur opération, le lendemain ou au bout de quelques jours. Si ce retour rapide à domicile est licite pour des raisons médicales (prévention des infections nosocomiales, reprise d'activité…) mais aussi économiques, c'est souvent alors pour le malade le saut dans l'inconnu et l'isolement. Par sa disponibilité, sa connaissance du malade, son art de la synthèse, le généraliste est celui qui assure la continuité des soins et… l'atterrissage postopératoire le plus en douceur possible ainsi qu'un suivi attentif.

Un autre exemple est celui des opérés récents pour fracture du col du fémur qui rentrent chez eux. Sait-on qu'environ 20 % de ces malades meurent dans l'année qui suit la fracture en cas de prise en charge médicale insuffisante ? Le médecin traitant joue ici aussi un rôle capital dès la sortie de l'hôpital pour coordonner les soins.

Le généraliste et les addictions

Son rôle est primordial dans la prévention, le dépistage et la prise en charge de l'alcoolisme, du tabagisme, des toxicomanies… Le généraliste est une des rares personnes à pouvoir convaincre les toxicomanes de se ressaisir, de se soigner et d'échapper aux influences perverses des idéologues de l'addiction. Son rôle est capital pour une prise en charge précoce des toxicomanes et leur suivi en collaboration avec les spécialistes.

Le généraliste et le dopage

Le dopage fausse le sport et les résultats des compétitions. Il condamne l'essence du jeu, la joie de l'effort partagé, l'esprit sportif. Pire, il détruit la santé de ceux qui s'y adonnent. La santé des jeunes, c'est un enjeu, non ? Une de mes passions est de préserver les jeunes des dérives. Or je sais que le conseil du généraliste peut sauver ce jeune sportif et lui éviter l'engrenage vers des dopages de plus en plus dangereux et maléfiques. Représentant l'Académie nationale de médecine au collège de l'Agence française de lutte contre le dopage (AFLD), je constate combien nombre de sportifs sont entrés dans le dopage, faute d'une véritable information-éducation et de conseils vigilants. Le dopage est un fléau chez les amateurs. Chacun veut être le premier, embrasser la *miss* qui remet la coupe, être en photo sur le journal. L'entourage contribue parfois lui-même à certaines mauvaises habitudes. Je sais que c'est parfois dans l'intimité du cabinet de consultation que le voile peut se lever grâce à une confidence du jeune sportif ou par une question habile du médecin traitant.

Le généraliste, confident de l'intime

Écouter les mots et les silences de la fragilité, les confidences intimes, les non-dits des violences, des deuils, des séparations, des secrets de famille. Oui, c'est tout cela – et le reste – que les généralistes savent accueillir par leur écoute attentive. Je salue ceux qui, dans l'intimité de leur cabinet, savent créer la confiance, déceler ces souffrances à peine susurrées. Je salue ceux qui savent apporter une aide précieuse aux adolescents. Je salue ceux qui acceptent de se dévouer à ces missions en ces temps d'individualisme et d'argent roi, où la sensibilité est bêtement perçue comme une faiblesse. Le médecin généraliste reste un repère et un rempart contre la solitude, la tristesse, la déprime, le non-dit.

Le généraliste et la prescription d'autres traitements non médicamenteux

Les traitements non médicamenteux occupent une place considérable dans la prise en charge des malades. Nous ne les détaillerons pas, mais rappelons l'importance :

- Des mesures d'hygiène, des conseils en matière d'alimentation équilibrée et de sommeil.
- De toute la gamme des thérapeutiques « physiques » telles que la masso-kinésithérapie, la rééducation et la réhabilitation, ainsi que la prise en charge des déficits locomoteurs, ORL, visuels… incluant en outre les orthèses.
- Du vaste domaine de la prise en charge relationnelle et psychothérapeutique allant de la simple relation médecin-malade, requérant la mise en confiance et le temps disponible, jusqu'aux prises en charge plus spécifiques que le médecin généraliste peut assurer dans les limites imposées par les symptômes du malade et le niveau de prise en charge (souvent en partenariat avec un psychiatre).
- Enfin, une panoplie d'autres thérapeutiques que nous ne pouvons détailler ici.

Nous prenons la liberté par contre d'évoquer en quelques mots trois types de thérapeutiques pour lesquels le généraliste joue un rôle essentiel.

Prescription d'exercices physiques par le généraliste

La loi du 26 janvier 2016 de « modernisation de notre système de santé » précise que « dans le cadre du parcours de soins des patients atteints d'une affection de longue durée, le médecin traitant peut prescrire une activité physique adaptée à la pathologie, aux capacités physiques et au risque médical du patient ».

Des travaux scientifiques prouvent formellement aujourd'hui que la prescription de l'exercice physique est souvent très utile, notamment au cours des maladies cardio-vasculaires, métaboliques, rhumatismales, mais également lors de cancers et de dépressions par exemple[11]. L'efficacité thérapeutique des activités physiques et sportives est aujourd'hui démontrée dans vingt-six maladies chroniques[12].

Au contraire, l'insuffisance d'activités physiques serait le quatrième facteur de risque de mortalité. Dans un récent rapport de l'Institut national du cancer (mars 2017), le professeur Xavier Bigard fournit des données convaincantes : chez les femmes présentant un cancer du sein, la prescription d'un programme d'activité physique combat la fatigue liée à la maladie et aux soins améliore la qualité de vie et réduit les effets indésirables de certains traitements, notamment hormonaux. Elle augmenterait même l'espérance de vie et réduirait le risque de récidive ou de second cancer.

Toute cette dynamique est encourageante. Mais attention, comme chaque traitement, les pratiques physiques et sportives peuvent aussi être dangereuses[13] ! Le généraliste, qui connaît bien son patient, sera un conseiller efficace pour promouvoir leurs bonnes indications, déceler leurs contre-indications et prévenir leurs dangers.

Prescriptions des méthodes de contention et de compression

La contention est essentielle dans de nombreuses pathologies courantes de l'appareil ostéo-articulaire, surtout au stade initial, lors de fractures, entorses ou ruptures musculo-tendineuses.

La compression élastique joue également un rôle important dans ces pathologies et plus généralement dans les troubles musculo-squelettiques (les douleurs rachidiennes et articulaires, prévention des risques d'entorses, par exemple). D'autres indications doivent être mentionnées : pathologies vasculaires chroniques (pathologies veineuses notamment) ainsi que du système lymphatique.

Les principes actifs de ces thérapeutiques, en cours d'évaluation, ont fait l'objet de travaux de recherche méthodologiquement convaincants depuis une dizaine d'années[14].

Ces travaux confirment les bases scientifiques des grandes indications de la contention et de la compression élastiques.

Le généraliste et le thermalisme

Le thermalisme, si décrié, doit-il être considéré comme une thérapeutique de simple confort voire obsolète ? Depuis une dizaine d'années, il existe des travaux scientifiques incontestables qui prouvent de façon fiable l'efficacité d'une cure thermale dans ses *bonnes indications*.

Il en est ainsi dans les orientations thérapeutiques les plus classiques : le vaste registre des douleurs chroniques rebelles (arthrose, lombalgie, fibromyalgie...), mais aussi au cours de maladies ORL récidivantes (rhinopharyngite, sinusite, otite, chez l'enfant comme chez l'adulte...), dermatologiques (psoriasis, eczéma, séquelles de brûlure...), au cours de l'insuffisance veineuse ainsi que dans un éventail d'autres indications.

De plus, le thermalisme bénéficie d'une vitalité nouvelle grâce à des travaux concernant d'autres pathologies chroniques. À cet effet, l'Association française pour la recherche thermale (AFRETH), dont le conseil scientifique est présidé avec talent par le professeur Christian-François Roques, soutient des travaux dans les indications précitées mais également dans la perspective de nouvelles indications telles que les affections liées au stress (dépression, anxiété, burn-out, fibromyalgie), les troubles métaboliques (obésité, syndrome métabolique...), certaines suites de cancers (séquelles de cancers du sein et d'autres) ainsi que dans les domaines de la pathologie chronique en pédiatrie (maladies respiratoires et dermatologiques notamment), et en gériatrie, entre autres en cas de polypathologies requérant une éducation thérapeutique active et patiente, ce que la cure thermale permet utilement par une éducation concrète de trois semaines d'affilée.

Une mise au point des données scientifiques actualisées et des indications actuelles et à venir du thermalisme fait l'objet du livre *Pratiques de la médecine thermale* que j'ai l'honneur de coordonner avec le professeur Christian-François Roques.

Le thermalisme est une thérapeutique peu coûteuse pour l'assurance maladie. Sa place doit être reconsidérée sous le triple aspect thérapeutique, économique et humaniste, au sens où elle est un lieu d'écoute et en cela un facteur d'équilibre physique et psychique.

J'ai voulu dire cela, c'est mon credo. Un généraliste qui écoute est un trésor, alors que le monde crève de plus en plus de violence, d'indifférence, de mensonge et de solitude.

> « Un médecin généraliste qui écoute est une perle, un médecin généraliste qui examine vaut de l'or, un médecin généraliste qui explique est un trésor et un médecin qui optimise les traitements est un sage » (Pierre Tajfel, médecin généraliste et médecin de la douleur, et Patrice Queneau).

CHAPITRE 22

Le secret médical

Il est essentiel ! « Le secret professionnel, institué dans l'intérêt des patients, s'impose à tout médecin dans les conditions établies par la loi. Le secret couvre tout ce qui est venu à la connaissance du médecin dans l'exercice de sa profession, c'est-à-dire non seulement ce qui lui a été confié, mais aussi ce qu'il a vu, entendu ou compris » lors de la prise en charge du patient[1]. Prudence, réserve et discrétion sont de rigueur. Si le secret est parfois négligé ou, pire, transgressé, c'est une atteinte grave portée à la liberté du malade.

Certes, il existe certaines situations « ayant amené le législateur à formuler un certain nombre de dérogations à l'obligation de respect du secret médical[2] ». Jean-Marie Mantz nous les rappelle :

« Certaines sont obligatoires, par exemple : la déclaration des maladies contagieuses (déclaration nominale en cas de refus de traitement), des alcooliques dangereux, des accidentés du travail, des maladies professionnelles.

« D'autres sont laissées à l'appréciation du médecin. Elles concernent les mauvais traitements infligés aux mineurs ou aux personnes vulnérables » (violences sexuelles, état mental dangereux, port d'une arme…)[3].

Ces situations de non-respect du secret médical ont toujours pour but la défense de l'intérêt individuel et celui de la société. Hormis ces situations, le respect du malade impose le secret médical. La souffrance, la détresse, la misère, l'intime solitude sont souvent trop intériorisées, parfois non dites, non avouées, entre autres par peur d'indiscrétions. Les confier à son médecin impose la certitude que le secret sera totalement garanti.

Nous sommes des militants déterminés du respect du secret médical, condition de la confidentialité et de la discrétion. C'est l'un des derniers remparts de l'intimité du malade dans la société d'aujourd'hui en un temps où les risques d'indiscrétion sont multiples, au détriment du malade. Le secret médical est le garant du temple de cette liberté incomparable : pouvoir confier sa maladie, ses peurs et ses angoisses à une personne : son médecin.

Le généraliste occupe ici une place de choix.

CHAPITRE 23

Le courage de soigner

« Le “tenir bon”, acte noble et bon. »

ARISTOTE, *Éthique à Nicomaque*.

Respect du malade, écoute, disponibilité, empathie, compassion et... compétence, bien sûr, sont les vertus cardinales attendues des médecins, des généralistes notamment.

Mais ces vertus en imposent une autre, le *courage*[1].

Oui, le généraliste a besoin de courage pour lutter contre certaines dégradations des conditions d'exercice de son métier, dont l'invasion administrative.

Oui, le généraliste a besoin de courage pour endurer le peu de considération que lui portent certains.

Oui, le généraliste a besoin de courage pour faire triompher ses valeurs professionnelles et son éthique des soins en résistant à la pression économique lorsqu'elle tend à déshumaniser sa pratique.

Oui, le généraliste a besoin de courage pour assumer ses responsabilités multiples à l'égard des malades, lors des épreuves et des drames qu'ils subissent tout au long de leur vie.

Oui, le généraliste a besoin de courage pour travailler sans relâche et pour se dévouer à ses malades, sans compter son temps et sa disponibilité, souvent au détriment de sa vie personnelle.

Oui, il est temps de valoriser cet apostolat, ce combat digne et noble, science et art de guérir, de soulager et d'accompagner les malades.

Oui, il est temps que notre société comprenne que le généraliste est au cœur du combat contre la maladie et les fléaux de notre siècle.

Oui, il est temps d'honorer le généraliste, médecin de tous les recours, premier et dernier espoir du malade !

> Agressions déclarées en 2016 : année noire pour la sécurité des médecins.
> Les généralistes ont le douloureux privilège d'être en première ligne face aux patients agressifs puisque victimes de 65 % des agressions subies par les médecins en 2016, un pourcentage en augmentation depuis 2012.

TROISIÈME PARTIE

Médecins généralistes : une espèce en voie de disparition ? Les déserts médicaux, grande priorité nationale

Patrice Queneau
et Claude de Bourguignon

Ici, on n'est ni dans le transhumanisme ni dans la greffe de cerveau ! On est dans la grande pénurie de médecins généralistes pour soigner au quotidien les malades des villes et des campagnes. Excusez du peu !

CHAPITRE 24

Moins 8 % en dix ans

L'édition 2016 de l'*Atlas du Conseil national de l'ordre des médecins* (CNOM) confirme une tendance observée depuis plusieurs années : alors que le nombre de médecins en activité régulière, toutes spécialités confondues, reste stable (198 144 inscrits au 1er janvier 2016), on note une baisse préoccupante du nombre de généralistes, premiers touchés par les départs en retraite : moins 8,4 % en dix ans, entre 2007 et 2016. Sachant que l'âge moyen des généralistes est aujourd'hui de 51 ans, cette baisse pourrait se traduire par la perte d'un généraliste sur quatre sur la période 2007-2025, cela d'autant plus que les étudiants actuels boudent la médecine générale.

À cela s'ajoute un autre phénomène : ces médecins libéraux qui « déplaquent » prématurément. Sept cent vingt-quatre praticiens libéraux, pour la plupart généralistes, ont « déplaqué » en 2013, à 46 ans de moyenne ! Ils ont opté pour une activité salariée (80 %), des remplacements ou une cessation d'activité médicale. Et ce n'est pas le fait de la seule année 2013. Chaque année d'autres médecins libéraux « déplaquent » loin de leur retraite.

CHAPITRE 25

La médecine générale boudée par les étudiants

La désaffection des étudiants pour la médecine générale est déjà ancienne : sur 19 625 postes d'internes offerts à la médecine générale aux épreuves classantes nationales (ECN) entre 2004 et 2010, seuls 15 391 ont été choisis (78,4 %). Malheureusement, 6 281 de ces internes ont finalement renoncé à exercer la médecine générale. Au total, moins de la moitié de ces postes d'internes offerts à la médecine générale ont conduit à « produire » des médecins généralistes réellement en exercice (9 110 sur 19 625, soit 46 %)[1].

Près de 7 % des postes d'internes de médecine générale n'ont pas été choisis en 2016

Aux épreuves classantes nationales (ECN) de 2016, 7 808 postes d'internes ont été ouverts à l'ensemble des spécialités médicales, dont 3 577 affectés à la médecine générale (45,5 %). Et c'est là le drame, puisque 243 de ces 3 577 postes d'internes de médecine générale (6,8 %) n'ont pas été pourvus faute d'avoir été choisis par les internes.

Fait aggravant : si la quasi-totalité des spécialités (cardiologie, rhumatologie, anesthésiologie, disciplines chirurgicales, etc.) a fait le plein d'internes, aucun poste ne restant vacant, la médecine générale quant à elle a le redoutable privilège de fournir 73 % des postes non choisis, toutes spécialités confondues (243 sur 333 postes non choisis).

C'est très grave, car cela diminue d'autant le nombre de futurs généralistes. En outre, la majorité des postes de médecine générale sont choisis en fin de classement, trop souvent par le fait de *choix négatifs* de la part de candidats n'ayant pu obtenir les spécialités de leur choix. C'est également très préoccupant.

La médecine générale ne parvient pas à séduire[2]

Souvent peu valorisée dans certaines facultés, parisiennes entre autres, la médecine générale reste à la traîne dans les choix des spécialités : en 2016, *seuls 47 postes d'internes de médecine générale ont été choisis parmi les 1 000 premiers postes ouverts à l'ensemble des spécialités*, ce qui correspond à 1,2 % des postes offerts à la médecine générale.

La médecine générale, spécialité à part entière depuis 2004, délaissée par les jeunes diplômés

Un virage majeur est survenu depuis que la médecine générale a été reconnue en 2004 comme une spécialité universitaire à part entière avec un troisième cycle et un internat désormais comparables à ceux des autres spécialités. Or le paradoxe veut que les nouveaux diplômés en médecine générale s'installent précisément de moins en moins et de plus en plus tard. Les faits sont accablants. Qu'on en juge : ces dernières années, une très faible minorité de médecins généralistes s'étaient installés dans les deux ans qui suivaient la soutenance de leur thèse ; et ils n'étaient qu'un tiers environ à s'installer dans les cinq ans.

Au total, environ *un diplômé de médecine générale sur deux ne s'installait pas en médecine libérale :*

– soit qu'il préférait la médecine salariée à l'hôpital (urgences, angiologie…) ou dans d'autres structures (médecine du sport…) ou encore une autre forme de pratique libérale (acupuncture, ostéopathie, homéopathie…) ;
– soit qu'il exerçait une profession non soignante (emploi administratif, rôle conseil, journalisme…) ;
– soit qu'il avait abandonné purement et simplement la pratique de la médecine.

Ainsi, il existe une diminution du nombre des médecins généralistes en exercice libéral dans certaines zones rurales, certaines banlieues et… certaines villes, dont Paris *intra-muros*.

Moins 22 % de médecins généralistes libéraux en Île-de-France depuis dix ans !

Selon l'*Atlas du Conseil national de l'ordre des médecins*, la diminution du nombre de généralistes *libéraux* en dix ans (entre 2007 et 2016) est de 22,2 % pour l'Île-de-France, 17,5 % pour la Provence-Alpes-Côte d'Azur et 7,5 % pour la région Auvergne-Rhône-Alpes. La raison en est les cessations d'activités des médecins généralistes libéraux (retraite, abandon, maladie ou décès), très supérieures aux installations.

Et si les villes devenaient aussi des déserts médicaux ? C'est ce qui est en train de se produire dans de nombreuses grandes villes, y compris Paris.

Figure 4. Atlas 2016 du Conseil national de l'ordre des médecins : médecine générale seule

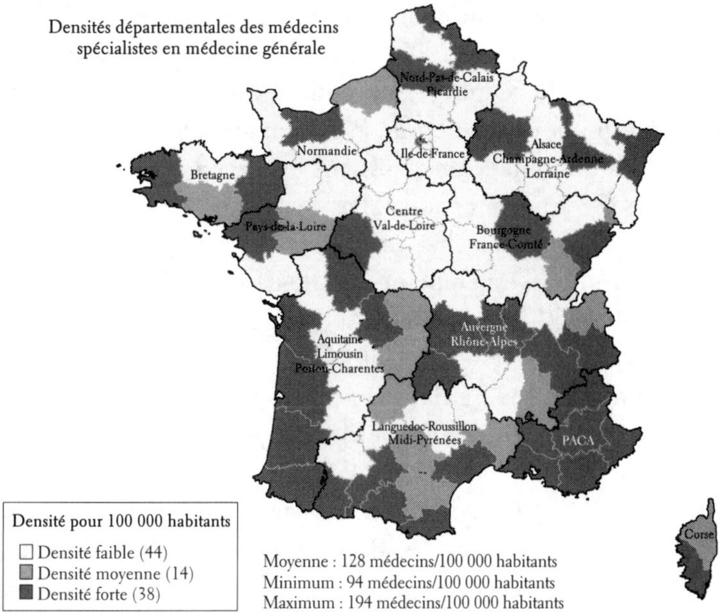

Effectif total des médecins généralistes : 88 886 (40 787 femmes et 48 099 hommes) ; l'ensemble des médecins en activité régulière toutes spécialités confondues étant de 198 144 inscrits à l'ordre des médecins au 1er janvier 2016.

Mode d'exercice : Libéraux : 56,9 %/Salariés : 36,5 %/Mixtes : 6,5 %/Taux de remplacement : 6,5 %

Densité pour 100 000 : 131,0 %

Évolution du nombre de médecins généralistes libéraux dans 3 régions françaises entre 2007 et 2016

Région	Effectif	Densité pour 100 000 habitants	Variation entre 2007 et 2016
Île-de-France	8 223	68	-22,2 %
Provence-Alpes-Côte d'Azur	5 142	102	-17,7
Auvergne-Rhône-Alpes	5 590	85	-7,5

Paris, futur désert médical ?

Le cas de Paris peut surprendre. Il est très inquiétant : 2 820 généralistes libéraux à Paris en 2007, 1 996 en 2016, soit une diminution de 29,3 % en dix ans contre 8,4 % pour la moyenne nationale. Dans le même temps, la population de Paris a augmenté de 4,3 %. *In fine*, la densité des omnipraticiens parisiens est de 89 pour 100 000 habitants, contre 132 au plan national. Pas étonnant qu'il soit aussi difficile d'obtenir un rendez-vous chez un généraliste à Paris !

Quant à l'avenir, il est en berne : en Île-de-France, 30 % des généralistes ont plus de 60 ans, avec la perspective d'une centaine de départs en retraite annuels. Or seulement 62 nouveaux généralistes ont été inscrits à l'ordre parisien en 2016.

Année après année, Paris perd ses généralistes. Les causes ? Nombreuses ! Sans évoquer ici le mode de sélection inapproprié (voir quatrième partie, p. 155), on peut citer : des conseils dissuasifs (« Tu ne vas tout de même pas devenir médecin généraliste, toi qui es si brillant ! »), les charges qui pèsent sur les médecins, la paperasserie administrative galopante… Mais d'autres causes sont davantage parisiennes : le coût exorbitant du foncier et des loyers, les énormes difficultés de circulation et de stationnement, la concurrence aiguë de l'hôpital public et privé… « La toute nouvelle commission paritaire locale des médecins de Paris, présidée par le généraliste José Clavero, juge que la démographie sera un de ses chantiers prioritaires en raison de la pénurie médicale menaçante[3]. »

Le problème du stationnement

Un mot sur cette question cruciale : comment faciliter le stationnement du généraliste lorsqu'il effectue ses visites ?

La mairie de Paris a décidé en 2015 que les médecins – comme les coiffeurs à domicile et les plombiers – devront s'acquitter d'une carte de stationnement professionnel leur permettant tout juste de bénéficier d'un tarif préférentiel. Sinon, contraventions. Belle façon d'encourager les visites des généralistes au domicile des personnes fragiles au moment même où la ministre de la Santé, madame Marisol Touraine, venait d'expliquer « aux malades touchés par la grippe qu'ils ne devaient pas aller aux urgences ». Bel exemple de prise en considération du dévouement des omnipraticiens ! Bel exemple d'économies de santé !

La visite à domicile est un service public, affirment à juste titre les syndicats médicaux. Il faut que les maires de France le comprennent.

CHAPITRE 26

Des généralistes démotivés

La désillusion est immense chez certains : usure, sentiment que leur métier leur échappe, dévalorisation de la médecine générale, absence de plan de carrière, tâches administratives croissantes, attrait du salariat ; et tout cela pour un mode de vie jugé trop stressant et trop contraignant par les jeunes médecins peu enclins à s'installer dans les régions désertifiées et ne souhaitant pas tous travailler quelque cinquante heures hebdomadaires (et plus) comme leurs aînés.

Ces causes ont été analysées dans la première partie du livre.

CHAPITRE 27

Les femmes, avenir de la médecine ?

C'est en 1866 qu'une jeune femme, Madeleine Brès, s'est inscrite pour la première fois dans une école de médecine française, à Paris, après que trois étrangères – l'Américaine Mary Putman, la Russe Catherine Gontcharoff et l'Anglaise Elizabeth Garrett –, l'eurent précédée. Le nombre d'étudiantes en médecine est resté très faible pendant longtemps puisqu'elles n'étaient que 6 % en 1913. Elles allaient devenir plus nombreuses, de l'ordre de 20 %, entre 1915 et 1919 en raison du départ des hommes au front.

C'est dans les années 1980 que les garçons allaient s'orienter plus volontiers vers l'entreprise, la finance ou le commerce, les filles allant davantage vers la médecine.

En 1990, on comptait 30 % de femmes médecins en France. Aujourd'hui, on en recense 41 %, avec la perspective qu'à l'échéance 2022 elles deviennent majoritaires, notamment en médecine générale, en raison de la forte féminisation actuelle des promotions étudiantes (60 à 70 %).

Cette évolution devrait conduire à de profondes réorganisations de la profession médicale.

Les femmes exercent-elles une médecine différente de celle des hommes ?

Les femmes médecins exercent une médecine de haute qualité. Cela étant, se pose la question de l'organisation de leurs modalités d'exercice et de leur temps de travail.

On pense souvent que les jeunes femmes choisissent prioritairement des spécialités moins contraignantes que la médecine générale pour des raisons de vie personnelle parfaitement compréhensibles. Ce n'est que partiellement exact. Car sait-on qu'aujourd'hui les femmes représentent 70 % des médecins généralistes récemment diplômés ? Ces femmes sont très motivées, proches de leurs patients. Certaines exercent en ville, d'autres en milieu rural. Cependant, après des années d'exercice, un ras-le-bol peut venir s'installer. Écoutons le témoignage de cette jeune consœur :

> « Je suis une femme médecin de 32 ans ; j'exerce par choix en rural profond depuis trois ans, mais, n'y trouvant aucun conjoint et n'ayant aucune vie personnelle, il se trouve que je vais prochainement quitter la zone car j'estime avoir comme tout le monde droit à une vie. Je pars en ville. Sans réorganisation, même les plus motivés par l'exercice rural ne resteront pas. On pourrait déjà envisager un système de garde démarrant à 18 heures ou avant… Cela est-il si révolutionnaire que cela ? Libre à chacun ensuite de continuer à consulter jusqu'à l'horaire qu'il souhaite, moi la première, *mais pas tous les jours* ! Cela vous paraît-il à ce point inenvisageable de nous permettre à nous, médecins, d'avoir une vie ? Alors qu'on s'occupe des autres toute la journée ? »

Trop de femmes médecins ? J'ai même entendu une proposition surprenante suggérant de rééquilibrer la proportion entre femmes et hommes médecins par l'introduction de quotas de places au concours d'entrée en médecine ! 50-50 ? Nous n'en sommes pas là, heureusement. Cependant, la question de la féminisation de la médecine n'est pas neutre quant au choix des spécialités et du mode d'exercice.

CHAPITRE 28

Un concours d'entrée en médecine inadapté

L'entrée en médecine est actuellement régie par un concours très sélectif situé à la fin de la redoutable première année commune aux études de santé (PACES). Ce concours s'appuie sur un *numerus clausus* qui délimite par décret ministériel le nombre de places allouées annuellement à chaque faculté pour la médecine ainsi que pour les autres disciplines de la PACES : pharmacie, odontologie, maïeutique.

Une loi de 1971 avait adapté ce *numerus clausus* aux possibilités de formation pratique dans les hôpitaux. La loi de 1979[1] allait heureusement faire référence au critère essentiel, les besoins de la population en médecins, dont la quantification s'est avérée difficile selon les régions et les spécialités[2].

Hors du *numerus clausus*, point de salut, sauf à aller faire ses études de médecine dans un autre pays de l'Union européenne (UE) et à réintégrer la France à l'issue du deuxième cycle. Façon de contourner le *numerus clausus* et de le « fausser » gravement du fait du retour en France des étudiants l'ayant contourné. Ainsi, du fait de la libre circulation des étudiants au sein de l'UE, des étudiants français ayant échoué au concours d'entrée en médecine en France peuvent effectuer leurs études dans d'autres pays de l'UE, avec des examens plus faciles dans certaines facultés, avant de revenir directement pour être nommés internes en France, sans contrôle de leur compétence. C'est une situation anormale à laquelle il faut trouver une solution. Nous y reviendrons dans la cinquième partie lorsque nous évoquerons la question des internes incompétents. Au total, près de 9 % des jeunes médecins récemment installés en France ont fait leurs études dans une faculté européenne non française, certains étant français, d'autres étrangers.

Quoi qu'il en soit, les modalités actuelles du concours d'entrée en médecine conduisent à une sélection trop exclusivement fondée sur des épreuves scientifiques, ignorant la motivation et l'aptitude à devenir médecin. Cela conduit à devoir se priver d'excellents étudiants qui ont la vocation de soigner et toutes les qualités requises, scientifiques et humaines, pour devenir d'excellents médecins.

Réformer le concours d'entrée en médecine est une urgence. Nos propositions audacieuses font l'objet de la quatrième partie du livre.

CHAPITRE 29

Augmenter le *numerus clausus* ne suffit pas

Sinon ça se saurait depuis longtemps puisque nos ministres de tutelle ont doublé le *numerus clausus* depuis sa création en 1971. Cette augmentation s'imposait pour deux raisons : la demande croissante de soins, entre autres liée au vieillissement de la population ; d'autre part, le désir des jeunes médecins de travailler moins que leurs aînés, ce qui est compréhensible et les rapproche du mode de vie de leurs concitoyens.

Cependant, le doublement du *numerus clausus* ne résout pas tout, notamment pour la médecine générale. Car il faudrait que les postes de médecine générale soient effectivement pourvus *en totalité par des médecins qui exerceront… la médecine générale* ! Et notamment là où les besoins existent ! Or tel n'est pas le cas, nous l'avons vu. Et la France de devoir faire face à des déserts médicaux creusant d'inacceptables inégalités de soins entre les citoyens.

CHAPITRE 30

L'Europe fait exploser le *numerus clausus*

Plus de 22 400 médecins diplômés à l'étranger exercent en France

Vingt-deux mille quatre cents médecins exerçant une activité régulière en France en 2017 ont été diplômés à l'étranger, soit 11 % de la profession, selon les données dévoilées en mai 2017 par l'ordre des médecins dans sa nouvelle cartographie interactive disponible sur ce site (https://demographie.medecin.fr).

Parmi eux, 12 500 médecins ont été diplômés hors UE et 9 900 au sein de l'UE. Ce nombre s'est nettement accentué depuis 2005, date à laquelle une directive européenne a institué une reconnaissance automatique des diplômes européens permettant à tout médecin titulaire d'un tel diplôme de s'installer là où il le souhaite.

Cette arrivée de médecins étrangers en provenance de l'Union européenne s'est accentuée encore depuis 2007, date d'entrée de la Roumanie dans l'UE, ce pays fournissant à lui seul près de la moitié des médecins étrangers.

L'apport inévitable des confrères étrangers ?

Les chercheurs de la DREES[1] tablent sur une arrivée annuelle d'environ 1 500 médecins étrangers sur le marché hexagonal, indiquant, ô paradoxe, qu'il s'agit là d'un des facteurs d'amélioration de la crise sanitaire actuelle.

Ces estimations doivent conduire à un sursaut citoyen afin que des mesures urgentes soutiennent les vocations de médecins généralistes français. Car peut-on réellement se satisfaire d'un mauvais concours d'entrée éliminant d'excellents candidats à la médecine générale, conduisant *in fine* à la venue de médecins étrangers comme sauveurs de la pénurie médicale ?

Au total, l'Europe fait exploser le *numerus clausus* pour deux raisons : en accordant à tous les médecins de l'UE l'équivalent des diplômes leur permettant de s'installer en France et, d'autre part, en permettant à des Français ayant échoué le concours d'entrée en médecine en France – ou l'ayant contourné – de revenir dans notre pays pour y être nommés internes sans vérification de leur compétence. Nous reviendrons sur ce scandale dans la cinquième partie.

Une réflexion en profondeur s'impose.

CHAPITRE 31

Le drame des déserts médicaux : recherche médecins généralistes désespérément !

Les médecins généralistes sont-ils une espèce en voie de disparition ?

Petites annonces (jusque dans « Le Bon Coin »), articles dans les journaux, vidéos alléchantes, appels sur les réseaux sociaux, panneaux sur des bords d'autoroutes, les SOS ne manquent pas. Le fait est là. La santé des malades est en cause. Le débat fait rage. Il y a urgence à trouver des solutions.

Baisse de 30 % de l'offre de soins libérale d'ici à dix ans[1] ?

C'est ce que prédit la dernière étude de la DREES[2]. Pour les raisons évoquées précédemment – augmentation de la demande de soins et réduction d'activités des jeunes médecins –, l'offre libérale rapportée à la demande de soins baisserait de 30 % entre 2016 et 2027. Il s'agirait selon l'étude d'une baisse marquée et durable. La médecine générale libérale serait particulièrement concernée.

Ces mesures incitatives qui marchent partiellement

Nombreuses sont les incitations financières, d'exonérations de charges, de facilitation pour trouver des locaux professionnels. Mais elles sont insuffisamment efficaces, on vient de le rappeler. Il faut donc continuer à innover pour faciliter l'accès aux soins pour tous. L'ordre des médecins recense toutes ces initiatives dans le cadre d'un livre blanc : *Construire l'avenir à partir des territoires.*

Les maisons de santé pluridisciplinaires

Dans ce livre blanc, le président de l'ordre, le docteur Patrick Bouet, a insisté sur le fait qu'il n'existe pas une unique réponse nationale aux problématiques des territoires, mais bien plusieurs : « Chaque territoire a ses spécificités et une initiative ne peut pas être forcément calquée ailleurs. »

Première initiative mise en avant : favoriser l'exercice regroupé. Le développement des maisons de santé pluridisciplinaires (MSP) a fait ses preuves et permis de sauver la démographie médicale dans des départements ruraux comme l'Aveyron, l'Eure-et-Loir, la Loire, la Mayenne ou la Meuse, selon l'ordre. La collaboration de ces structures avec les universités, plus rare, a abouti à la création de maisons universitaires de santé et de soins primaires (MUSSP), à Dijon et Sucy-en-Brie, avec les collaborations des Agences régionales de santé (ARS) et des collectivités territoriales. Ces structures fonctionnent comme des prolongements ambulatoires du CHU, afin de former de jeunes médecins[3].

Le rapprochement entre maisons de santé et collectivités est performant lui aussi. En Côte-d'Or par exemple, il est proposé aux maires de communes sous-dotées de signer une convention afin d'affecter un local municipal doté de matériel informatique relié à la maison de santé pluridisciplinaire.

Un premier centre de santé départemental multisite ouvrira en 2018 en Saône-et-Loire avec des généralistes salariés. Fonctionnariser des médecins généralistes pour lutter contre la désertification médicale, c'est l'idée que poursuit le conseil département de la Saône-et-Loire, une première en France, alors que, jusqu'alors, de telles initiatives venaient plutôt des communes.

Inciter les étudiants à s'installer en zones sous-denses

Les universités informent les étudiants sur leur futur exercice médical, notamment sur l'installation. Certaines font davantage : ainsi, la faculté de Tours s'associe avec les collectivités territoriales pour aider les étudiants dans leurs transports et leurs logements lors de leurs stages de médecine générale. Ces aides se sont révélées positives pour des installations dans toute la région Centre-Val-de-Loire.

Enfin, l'ordre insiste sur l'émergence du statut de « médecin adjoint », délivré par arrêté préfectoral et sur ordre de l'Agence régionale de santé (ARS). Ce titre serait donné aux étudiants de troisième cycle en possession d'une licence de remplacement, afin d'aider des généralistes isolés dans certains départements tels que les Deux-Sèvres, la Vienne, la Loire, l'Aube et d'autres.

Une mesure incitative nouvelle : le contrat d'engagement de service public (CESP)

Le ministère de la Santé a mis en œuvre un ensemble de mesures incitatives : parmi elles, le contrat d'engagement de service public (CESP), avec l'objectif de fidéliser des jeunes médecins *dans des spécialités et des lieux d'exercice fragiles où la continuité des soins est menacée*. Ainsi, deux cent trente-six postes d'internes CESP ont été mis au recrutement de l'ECN 2016. Les étudiants qui ont signé cet engagement avec une Agence régionale de santé (ARS) reçoivent une allocation mensuelle à partir de la deuxième année des études médicales.

De nouvelles mesures viennent d'être prises en 2017 : *quatre contrats d'aide à l'installation ou de maintien en zone sous-dotée* sont instaurés. En outre, les médecins non thésés pourront venir en renfort de leurs confrères installés en zones sous-denses, et le *numerus clausus* augmentera de quatre cent soixante-dix-huit places à la rentrée 2017.

Ces mesures vont dans la bonne direction. Espérons qu'elles se révéleront efficaces.

À Fumel (Lot-et-Garonne), des patients privés de généralistes se rebiffent

Des Fumelois interpellent aujourd'hui leur communauté de communes avec une pétition réclamant un meilleur accès aux soins, mis à mal par le départ de plusieurs généralistes non remplacés.

« Nous, habitants du Fumélois... sommes menacés dans ce qui devrait pourtant être une priorité, l'accès à des soins efficaces dans un délai raisonnable. Nous sommes de plus en plus nombreux à rencontrer les pires difficultés pour nous soigner ! »

Quinze médecins il y a dix ans, six aujourd'hui... et des malades qui ont vieilli.

Dans une région isolée et économiquement sinistrée, le combat fumélois impose notre soutien.

D'autant qu'il n'est pas le seul...

Source : Lequotidiendumedecin.fr (Patrice Jayat, 10 février 2017).

Le cri d'alarme des élus des régions désertées

Des mesures coercitives ?

Les responsables territoriaux (élus et cadres des communes, départements et régions) ne sont pas tendres envers les médecins. Ils voudraient obliger les jeunes médecins à s'installer dans les déserts médicaux. Ce point de vue est partagé par une forte majorité des Français (sondage Ipsos) et on peut les comprendre. En effet, jusqu'ici la politique d'incitation des médecins à s'installer dans les déserts médicaux est un échec. L'État, qui finance les études de médecine, doit-il imposer l'installation de médecins dans les déserts médicaux[4] ?

Des consultations délocalisées obligatoires

Nous sommes résolument défavorables à obliger les jeunes médecins à s'installer dans les régions sous-dotées. Par contre, *là où le volontariat ne suffit pas*, nous demandons (de longue date) que soient mises en place des *consultations délocalisées* devant être assurées de façon obligatoire à tour de rôle par les médecins de la région.

Bien sûr, toute solution incitée ou négociée doit l'emporter sur l'obligation, à une réserve près : que les malades soient soignés !

Limiter l'installation des médecins dans les zones surdotées ?

L'idée serait acceptée par la moitié des médecins selon un récent sondage de l'institut Odoxa. Mais comment appliquer cette mesure ? Par un conventionnement sélectif ? En modulant les cotisations et les remboursements de certains actes médicaux en fonction des zones sur- ou sous-dotées[5] ?

Des raisons d'espérer ? Un carabin sur cinq rêve de devenir généraliste

Selon l'étude Stethos de 2016[6] menée sur près de deux cents étudiants de troisième, quatrième et cinquième année, la médecine générale serait plébiscitée par 19 % des étudiants, loin devant l'anesthésie-réanimation (9 %), la pédiatrie (8 %), la chirurgie générale (8 %) ou encore la radiologie (6 %).

L'étude ajoute que ces étudiants souhaitent que leur futur métier leur apporte une « qualité de vie satisfaisante » : cet aspect arrive en troisième position de leurs motivations (70 %), juste derrière « exercer un métier utile » (74 %) et « aider/sauver des patients » (73 %). Enfin, il se confirme que l'*exercice mixte* serait la formule privilégiée par les futurs médecins, qui sont près de 45 % à préférer ce mode d'exercice, contre 28 % pour l'exercice libéral exclusif, de même que pour l'exercice totalement salarié[7].

Espérons que d'autres enquêtes viendront conforter cet espoir.

CHAPITRE 32

Un avenir : les maisons de santé, très prisées des patients et des professionnels de santé

Tous les candidats à l'élection présidentielle de 2017 ont parlé des maisons de santé comme d'un éden. Certains ont affiché leur intention de les multiplier par deux, trois, cinq ou dix. Mais de quelles maisons de santé s'agit-il ?

Lors des sixièmes Journées nationales de la Fédération des maisons et pôles de santé (Lyon, avril 2017), le docteur Pascal Gendry, président, a souligné que les maisons de santé pluridisciplinaires ne sont « pas uniquement une solution aux déserts médicaux. Ce sont des projets d'exercice pluriprofessionnel qui concernent les milieux ruraux, urbains ou les banlieues ».

Les premières maisons de santé sont nées au début des années 2000 avant d'être inscrites dans la loi en 2007. Ce sont des lieux de soins au sein desquels collaborent des médecins, des kinésithérapeutes, des infirmiers, des psychologues, des podologues, voire des pharmaciens, des dentistes et d'autres professionnels de santé. Ces praticiens coordonnent leurs activités autour d'un projet professionnel commun. Rhône-Alpes est la région la mieux dotée.

Le cap symbolique des mille maisons de santé pluridisciplinaires a été franchi en 2016. Mais une maison de santé ne se décrète pas. Elle doit émerger d'une volonté de la part de plusieurs professionnels de santé.

Elle doit aussi être accompagnée de moyens logistiques et souvent d'aides financières. Celles qui tournent bien sont celles qui ont un vrai projet de santé et qui sont près de leur population, notamment dans les régions rurales et montagneuses.

Il faut répondre aux besoins des malades, en pleine évolution avec de plus en plus de pathologies chroniques et de retours à domicile précoces et compliqués après une hospitalisation.

Des échecs ? Ils sont surtout liés à des problèmes de leadership mais aussi de manque de moyens financiers.

Une chose est certaine, les jeunes médecins aspirent à travailler en association, et on peut les comprendre, d'autant que ce désir est largement partagé par les patients. Ceux-ci apprécient de trouver dans un même lieu le généraliste, l'infirmière et les autres professionnels de santé dont ils ont besoin.

Certes, les maisons de santé ne sont pas à elles seules l'avenir de la médecine, mais indiscutablement une des clés de cet avenir dans les milieux ruraux, les banlieues et aussi indéniablement en milieu urbain.

Il faut valoriser ces maisons de santé dans leur authenticité soignante. L'important est que les professionnels de santé les gèrent eux-mêmes ou à défaut en restent de véritables décideurs des enjeux.

QUATRIÈME PARTIE

Révolutionner le concours d'entrée en médecine et le premier cycle des études médicales

Patrice Queneau

Le concours d'entrée en médecine est inapproprié. C'est un concours de pur bachotage, en « tout-QCM », démédicalisé, déshumanisé, incapable de juger des motivations des candidats et de leur aptitude à devenir médecins. « La première année, c'est du bourrage de crâne. Il faut apprendre bêtement. Ce n'est pas du tout de la médecine », affirment de nombreux étudiants. « À l'exception de l'anatomie, ce qu'on apprend ne sert plus à rien pour la suite. »

Ce que confirme avec force Idriss Aberkane, spécialiste des neurosciences : « Lors de la PACES (Première année commune des études de santé), le gavage est une souffrance inutile qui ne procure aucune valeur ajoutée. C'est un formatage qui sature et vérole le cerveau des carabins avec des "pourriciels", ces logiciels inutiles qui font ramer nos ordinateurs et qui laissent des "psychiatrices" ineffaçables[1]. »

Faire que la médecine générale fasse à nouveau « rêver » les plus jeunes, ce n'est pas utopique et... c'est urgent ! C'est donc bien de motivation et d'aptitude à devenir généraliste que nous parlerons ici. Il faut rendre à la médecine générale son attractivité : dans sa pratique quotidienne comme dans la formation et la sélection qu'elle impose.

Il faut réformer en profondeur le concours d'entrée en médecine.

Certaines de nos propositions pourront surprendre...

CHAPITRE 33

Deux prérequis pour s'inscrire au concours d'entrée en médecine

Premier prérequis : avoir validé un brevet d'aptitude à délivrer les gestes qui sauvent avant de s'inscrire à l'université

La mort subite touche chaque année en France cinquante mille personnes, surtout des hommes (trois à quatre fois plus souvent que les femmes), avec un taux de survie inférieur à 5 %[1]. Or, en cas d'arrêt cardiaque, le malade a trois minutes pour s'en tirer. Avoir les bons réflexes peut sauver ! Et un étudiant en médecine serait incapable de pratiquer ces gestes de premier secours ? Impensable. Et pourtant, c'est la réalité actuelle chez nombre d'entre eux. Cette carence doit cesser. Question de civisme pour l'étudiant. Question d'honneur pour l'Université médicale !

Mon combat est ancien. Avec Damien Mascret, j'avais demandé dès 2004[2] que la validation d'un tel brevet soit un prérequis pour s'inscrire aux épreuves du baccalauréat, comme c'est le cas en Suisse, ainsi qu'à celles du permis de conduire[3]. Je rappelle aussi avec force que chaque citoyen peut aussi sauver une vie en utilisant en urgence un défibrillateur automatisé externe (DAE), de plus en plus présent dans les lieux publics (mairies, gares, écoles, salles de réunions, salles de sport…). Le DAE sauve des vies : il suffit de suivre les indications de la voix, et le choc salvateur se déclenchera tout seul.

Second prérequis : avoir validé un stage découverte de motivation et d'aptitude à la médecine

Ce stage, d'au moins une semaine, effectué à l'hôpital ou en médecine libérale, devrait être impérativement réalisé *avant l'inscription en première année ou à défaut avant le concours de fin de première année* si l'on veut intégrer la filière médecine.

L'objectif est que chaque étudiant ait déjà pu percevoir ce qu'est un malade afin de vérifier sa *motivation* pour la médecine et, grâce à son maître de stage, son *aptitude* à devenir médecin. Que d'erreurs d'orientation absurdes et catastrophiques évitées !

CHAPITRE 34

Un bon médecin n'est pas forcément un « matheux » !

« La science ne pense pas » (Heidegger), et… la médecine n'est pas une science exacte !

Vive les maths ! Mais… halte à la tyrannie des « maths » pour la médecine ! Vous maîtrisez les logarithmes népériens, vous êtes expert en intégrales ? Vous réussirez sans difficulté le concours d'entrée en médecine et… vous serez à coup sûr un excellent médecin ! Mais, pas de logarithmes ? Pas de médecine ! De même, vous êtes titulaire d'un baccalauréat S (scientifique), mention bien ou très bien ? Vous êtes brillantissime. Vous serez donc un grand médecin. Mais n'est-ce pas réducteur ? Faut-il un bac S pour être intelligent et digne de devenir médecin ? J'en doute. Les autres bacheliers des séries ES (bac économique et social), voire L (bac littéraire) feraient-ils de moins bons médecins parce qu'ils sont un peu brouillés avec les maths ? Est-on disqualifié pour devenir médecin dès lors qu'on n'a pas son bac S en poche ? J'affirme le contraire. À propos, connaissez-vous de grands scientifiques ayant échoué à leur baccalauréat ès sciences mathématiques ? Un exemple : le grand Louis Pasteur, chimiste et physicien de haut vol – et non médecin –, membre de l'Académie des sciences et découvreur de la vaccination contre la rage[1] ! Et d'ailleurs, tous les médecins aujourd'hui en exercice sont-ils titulaires d'un bac scientifique ? Loin s'en faut !

J'entends surgir les critiques ! « Vous êtes antiscience, un homme du passé et cependant… académicien de médecine ! Pauvre Académie ! C'est affligeant ! » Faux.

Être médecin impose un haut niveau de connaissances et une exigence scientifique, mais aussi des qualités de jugement personnalisé, d'intelligence concrète, de disponibilité, d'humilité, d'empathie, d'humanisme et aussi de sensibilisation à la souffrance, sans lesquelles il n'est pas de bon médecin. « Comment le praticien futur pourra-t-il soupçonner le désespoir d'un amant éconduit s'il n'a pas ouï les *Amours* de Ronsard ? », nous confie Michel Serres dans « L'éducation médicale vue par un philosophe[2] ».

Et Michel Serres de poursuivre : « Étudiant, mon ami, comment peux-tu apprendre ton art, comment équilibrer ta tête à statistiques si tu n'amènes pas l'autre tête à entrer dans les humanités ? Les grands écrivains travaillèrent pour toi… La culture t'apprendra donc la médecine, mieux que l'amphithéâtre, car ces auteurs explorent et décrivent des expériences individuelles telles que tu les rencontreras immanquablement et qu'assurément tu les manqueras si, limité à la raison brute, tu restes un instruit inculte. »

Proposition : créer un baccalauréat sciences de la vie et de la santé (SVS)

Entre le bac S et le bac ES, il est clair qu'il manque cruellement un baccalauréat de type scientifique, mais axé sur les sciences de la vie et de la santé : un bac ressemblant à l'ancien bac D ou « Sciences expérimentales », supprimé à tort. La création d'un *bac sciences de la vie et de la santé* serait très appropriée pour préparer aux métiers de la santé.

Quel est l'objectif d'un concours d'entrée en médecine ? Sélectionner des futurs chercheurs ? Ce n'est tout de même pas l'objectif premier, surtout à ce stade des études ! On ne sélectionne pas en première année les futurs prix Nobel ! L'objectif du concours est de *sélectionner*

Sélection à l'entrée en médecine (propositions de P. Queneau et C. de Bourguignon)

Baccalauréats

S (Scientifique)	Créer un bac **SVS** (Sciences de la vie et de la santé)	**ES** (Économique et social)	**L** (Littéraire)

	Concours d'entrée en médecine
Objectifs	– **Médicaliser et humaniser le concours** – **Mettre en place des épreuves orales et des entretiens** – **À titre expérimental, créer une filière spécifique de médecine générale**

les futurs meilleurs médecins dont notre pays a besoin par des épreuves davantage « médicalisées ».

Concrètement, nous proposons quatre solutions.

- Immédiatement :
  - au minimum, médicaliser et humaniser le premier cycle et le concours d'entrée en médecine ;
  - introduire des épreuves orales avec des entretiens de motivation et d'aptitude lors du concours d'entrée ;
  - à titre expérimental et compte tenu du besoin urgent de médecins généralistes, créer une filière spécifique de médecine générale au concours de fin de première année pour sélectionner de façon positive de futurs généralistes *motivés*.
- Dès que possible :
  - sélectionner les étudiants *avant* l'inscription en université, comme au Québec et dans plusieurs pays de l'Union européenne (Allemagne, Italie...). Et donc supprimer totalement le concours de fin de première année.

CHAPITRE 35

Le concours d'entrée en médecine sélectionne-t-il des disques durs d'ordinateur ?

La formule, un peu provocatrice il est vrai, m'a été fournie par un groupe d'étudiants ayant tous réussi le concours et cependant fort avares de compliments à son égard. Notre conviction est que ce concours repose sur un excès de matières fondamentales, trop éloignées de la « vraie médecine » et peu appropriées à sélectionner les meilleurs futurs médecins.

Deuxième inconvénient : les épreuves du concours sont à base de questions à choix multiples (QCM), auxquelles l'étudiant répond par de simples croix à faire figurer dans des cases. Ce « tout-QCM » (ou presque) expose à des excès de bachotage, selon un point de vue largement partagé.

Certes, les QCM ont un avantage : elles fournissent des notes précises et objectives, donc incontestables. Mais elles ont un dramatique défaut : ces notes précises portent trop souvent sur des critères inappropriés à sélectionner les meilleurs futurs médecins.

Au fait, est-il plus important de sélectionner des candidats sur des critères précis mais… inappropriés ou sur des critères moins précis mais plus appropriés à l'objectif ? À quoi sert d'être précis si le prix à payer est d'écarter certains des meilleurs futurs médecins ? Pour sélectionner à leur place des spécialistes de l'ingurgitation-régurgitation ?

Qui n'auront fait que cocher des cases, sans avoir à écrire le moindre mot en dehors de leur nom et de leur prénom en tête de leur copie ?

E-learning : l'exemple de la « classe inversée » de Grenoble

Là où le cours magistral est en berne, jugé trop peu interactif, l'e-learning, lui, est aujourd'hui en vogue dans les facultés dès la première année. Certes, c'est une bonne façon d'apprendre, à condition que l'étudiant soit encadré par un tuteur. C'est le cas depuis 2006 à la faculté de médecine de Grenoble où la modalité pédagogique est la « classe inversée », construite selon le modèle ci-dessous (encadré).

À Grenoble, depuis 2006, en première année de médecine... la classe inversée (*flipped class-room*)

L'enseignement d'un cycle s'organise sur quatre activités consécutives hebdomadaires.

La première semaine est consacrée à l'autoapprentissage sur support numérique. La deuxième offre la possibilité de poser des questions en ligne. La troisième permet le premier contact avec l'enseignant responsable grâce à des « séances explicatives présentielles interactives » par groupes d'étudiants.

Enfin, en quatrième semaine s'installe un tutorat par groupes d'étudiants, encadrés par des étudiants de deuxième et troisième année, supervisés par l'enseignant responsable avec des séries de QCM comparables à celles du concours et corrigées comme telles.

Les cours sont tous numérisés sous la forme de diaporamas sonorisés, de manière professionnelle[1].

Selon ses concepteurs, l'innovation pédagogique de Grenoble améliore l'équité entre les étudiants, entre autres en atténuant les inégalités sociologiques : avant la réforme, soulignent-ils, « pour réussir au concours, l'étudiant devait être issu d'une famille aisée, être passé par une filière mathématique, avec une mention élevée au baccalauréat, ne pas être boursier », bénéficier de l'aide d'une préparation privée « commerciale » et… avoir redoublé sa première année. « En outre, des étudiants à profils spécifiques tels que des sportifs de haut niveau ou des étudiants porteurs de handicaps se sont inscrits en première année à Grenoble, la pédagogie numérique leur permettant de mieux organiser leur travail personnel et leurs activités[2]. »

Une évaluation de ce modèle sera utile pour en apprécier l'efficacité à terme.

Quelle place pour les cours magistraux en « amphi », théâtre où l'enseignant est un acteur ?

Personne ne me convaincra, moi professeur passionné par l'enseignement, que le « tout-e-learning » soit la meilleure et surtout l'unique façon d'accueillir les jeunes bacheliers à l'entrée à l'université pour les initier à la médecine, alors qu'ils viennent tout juste de quitter leur lycée avec leurs semaines de cours bien remplies ! Et les grands nombres d'étudiants ne sont pas une raison suffisante pour abandonner totalement les enseignements magistraux : quelle difficulté y a-t-il à enseigner dans des amphithéâtres de mille étudiants, même avec des relais vidéo dans d'autres amphis ? Oui, ces premiers cours de fac sont un moment historique dans la vie de ces jeunes potaches. Il faut qu'il y règne l'ambiance stimulante des grands stades ! Avec le prof qui prend son millier d'étudiants à bras-le-corps et qui les passionne, sauf s'il est incapable d'allumer la flamme de la médecine et de toucher leur âme ! Quelle joie que de sentir cette écoute religieuse qui signe l'intérêt porté au cours, parsemé d'instants de détente à la faveur d'un trait d'humour partagé ! Anachronique ? Jamais de la vie ! « Ah ! je vous avais eu comme prof en première année, vous m'aviez passionné ! » Qui n'a jamais apprécié à sa juste valeur un cours magistral clair et convaincant ?

J'allais oublier. L'enseignant a-t-il peur de se faire chahuter ? Qu'il aille au diable ou qu'il apprenne l'art de distiller ce qui passionne des gamins de 18 ans qui n'ont qu'une envie : apprendre et s'émerveiller ! Ils n'ont pas cette envie ? Il faut la leur inculquer ! L'amphithéâtre est un théâtre où l'enseignant est un acteur. Il doit savoir impressionner, capter l'attention, y compris celle de ceux qui doutent de leur motivation à devenir médecins. L'enseignant doit savoir créer cette ambiance de sensibilisation à la médecine et au malade qui restera à jamais gravée dans leur mémoire : celle des premières rencontres avec des professeurs de faculté passionnés !

Il est vrai que créer cet enthousiasme est plus facile à faire en médicalisant la première année qu'en noyant les étudiants sous l'empilement des savoirs arides des sciences fondamentales (fig. 5). Et, pour stimuler un futur médecin, il est plus efficace de « faire vivre le malade » (symboliquement bien sûr) et d'enseigner déjà comment le soigner et le guérir !

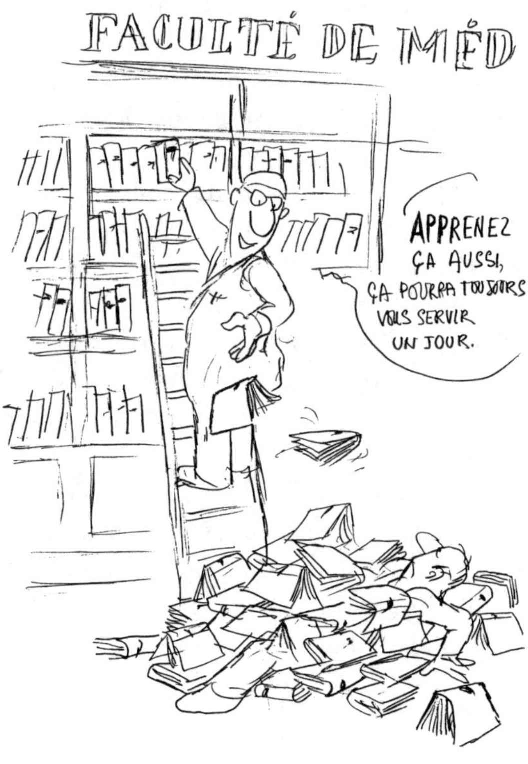

Figure 5. Dessin de Piem.
« Apprenez ça aussi, ça pourra toujours vous servir un jour. »

CHAPITRE 36

Médicaliser et humaniser le concours d'entrée

Médicaliser le concours

« Je croyais entamer des études de médecine, et rien de tel ! », dit l'étudiant. « Je n'entends parler que de biochimie, biophysique, biologie moléculaire… J'espérais apprendre les signes des maladies, la sémiologie, comptant pour une partie conséquente de la note du concours. »

Médicaliser la première année de médecine ? Ce n'est tout de même pas scandaleux pour sélectionner les futurs médecins !

On m'objectera que l'apprentissage de la sémiologie n'offre aucun intérêt pour les nombreux recalés au concours. Faux. Car est-il plus utile pour un recalé d'avoir appris par cœur des formules chimiques plutôt que les gestes qui sauvent ou les signes de l'infarctus du myocarde et de l'accident vasculaire cérébral ? Même si l'on ne devient pas médecin, ces acquis permettront peut-être de sauver des malades en déclenchant sans retard la chaîne des soins d'urgence. Des milliers de vies sauvées par une éducation citoyenne et une prise de conscience ! De grâce, du pratique, de l'utile !

Renforcer la place des sciences humaines et sociales

« Je veux juste vous parler de l'humain. »

Patrice QUENEAU.

J'ai la fierté de le dire : j'ai été, à Saint-Étienne, l'un des trois premiers doyens[1] français, avec les doyens Gaston Meyniel (Clermont-Ferrand) et André Gouazé (Tours), successivement présidents de la Conférence des doyens des facultés de médecine, à avoir créé en première année, dès 1992, un enseignement alors intitulé « Introduction à la culture générale » (arrêté du 18 mars 1992) comptant pour 20 % de la note du concours d'entrée en médecine. Cette formation allait connaître un grand succès auprès des étudiants. Elle valut même une *standing ovation* à un confrère stéphanois, le docteur Rémy Annino, pour avoir livré son expérience de pédiatre libéral sur le thème de « l'enfant normal et pathologique ». Ce Sicilien d'origine en pleurait d'émotion lorsqu'il vint me conter son bonheur d'avoir été ainsi acclamé par nos mille potaches. Sous le nom de *Sciences humaines et sociales* (arrêté du 21 avril 1994), cet enseignement allait ensuite devenir obligatoire pour toutes les facultés et comptabilisé dans la note totale du concours.

Je fus contesté par certains de mes chers collègues de l'époque ! « Comment veux-tu enseigner cette discipline ? Par qui ? Par des littéraires, et même… des philosophes ? Comment vas-tu corriger cette épreuve ? » On voulut, ma barbe aidant, me traiter de pâtre grec ! J'en passe… La création de cette discipline fut une avancée précieuse. Doyen de la faculté de médecine de Saint-Étienne pendant dix-huit années (1979-1997), j'ai toujours cherché à ce que, dans cette « introduction humaniste », soient abordées des questions déterminantes pour un jeune bachelier qui s'apprête à devenir médecin : qu'est-ce qu'un malade ? Qu'est-ce que la douleur, la souffrance, le handicap, le suicide, les addictions, le dopage, la fin de vie, la mort ? Qu'est-ce qu'un médecin ? Qu'est-ce qu'un médicament ? Comment se sont faites les découvertes médicales ? Et tant d'autres interrogations…

Aussi, quel bonheur de lire ces propos sous la plume de Maurice Tubiana, cancérologue et pionnier de la radiothérapie moderne, membre de l'Académie des sciences et de l'Académie de médecine, dans son livre *Histoire de la pensée médicale. Les chemins d'Esculape* : « Le médecin, à la fin du XXe siècle, ne peut plus faire l'économie d'une alliance avec les sciences humaines et sociales. Celles-ci lui deviendront au XXIe siècle aussi nécessaires que l'avaient été l'anatomie à la fin du XVIIIe, la biologie au XIXe, la biologie moléculaire et l'épidémiologie au XXe[2]. »

De grâce, mesdames et messieurs les ministres, présidents d'université et doyens : humanisez et médicalisez la première année ! Vous ferez œuvre utile !

CHAPITRE 37

Introduire des épreuves orales avec entretiens pour sélectionner les futurs médecins

Les exemples allemands et canadiens : une sélection avant l'entrée en faculté d'après les « notes académiques » et des entretiens

De nombreux pays, parmi lesquels l'Allemagne et l'Italie, ainsi que le Québec, procèdent à une sélection des étudiants *avant* l'entrée en université. En Allemagne, la sélection est basée sur l'Abitur, le « bac allemand ». Le nombre d'étudiants admis est contingenté pour chaque *Land* par la capacité d'accueil des universités, de sorte qu'il n'y a *pas de numerus clausus national*. Face à la pénurie programmée de généralistes dans un pays gagné par le vieillissement galopant de sa population, le gouvernement a invité les *Länder* à *élargir leur numerus clausus en accueillant d'autres étudiants sur d'autres critères de sélection tels que la motivation et l'aptitude à devenir médecin*.

Au Québec, la sélection à l'entrée en médecine repose sur les « notes académiques » et des « mini-entrevues multiples » (« MEM »). Les notes académiques sont celles des dernières années précédant l'entrée à l'université. Ces notes sont-elles justes, correspondant à la valeur réelle des candidats bien qu'ils proviennent d'établissements scolaires les plus variés ? Dans un souci d'équité, il est procédé à la détermination d'une cote pour chaque établissement. Cette « cote R » est calculée selon les moyennes des « notes académiques » des candidats, avec une péréquation très stricte pour tenir compte de leurs différentes provenances[1].

Bref, au Québec, si on obtient la « cote R » requise, on arrive ensuite à « l'effrayante et double entrevue » : l'*entrevue de groupe* où des examinateurs posent des questions et observent le comportement des candidats au sein d'un groupe de discussion ; puis l'*entrevue individuelle*, qui permet d'apprécier la personnalité de l'étudiant, ses réalisations parascolaires (en art, en sport…) et ses principales qualités. Le jugement, la maturité, la motivation sont évalués, de même que les capacités d'adaptation, de leadership, d'autonomie du candidat.

Les mini-entrevues multiples des trois facultés de médecine francophones du Québec : celles des Universités de Laval, de Montréal et de Sherbrooke

Objectif des mini-entrevues multiples (MEM)

Les MEM ont pour but d'évaluer certaines compétences personnelles et aptitudes générales jugées nécessaires à la réussite du programme et à l'exercice de la médecine comme professionnel, telles que :

- le professionnalisme (intégrité, authenticité, sens des responsabilités) ;
- la capacité relationnelle (communication, travail d'équipe, leadership, empathie) ;
- la capacité d'adaptation et d'autocritique ;
- la capacité à exercer son jugement et l'esprit critique ;
- la conscience sociale et l'ouverture d'esprit ;
- etc.

J'ai tenu à interroger en direct les autorités québécoises. Madame le professeur Geneviève Grégoire, vice-doyenne de l'Université de Montréal, a bien voulu répondre à mes demandes d'informations par sa lettre datée du 30 janvier 2017 (Annexe, p. 283).

L'essentiel de son message est clair : « Nous visons à sélectionner des candidats ayant des qualités non cognitives (relationnelles, humaines, etc.) en plus de leur performance académique. »

Pourquoi ne pas transposer en France cet exemple québécois ? Au nom de quel principe ? Voici la très séduisante expérience d'Angers.

Des épreuves orales à la faculté de santé d'Angers

Depuis 2015, à Angers[2], 75 % des étudiants admis en deuxième année de médecine, d'odontologie, de pharmacie et de maïeutique sont recrutés au bout d'un an. La moitié d'entre eux – les mieux classés sur la base des examens écrits – passe d'office ; l'autre moitié est sélectionnée par des oraux qui évaluent *la construction du projet professionnel, les capacités de communication, les capacités à raisonner sur des données scientifiques et un problème complexe.* « Ces oraux comptent pour la moitié de la note, ce qui est totalement nouveau », pointe Isabelle Richard, doyenne de la faculté de médecine d'Angers.

Les étudiants recalés se réorientent sans perdre de temps.

À côté de blocs d'enseignements très scientifiques existe un bloc de sciences humaines, incluant notamment des sciences politiques et économiques.

Il faut saluer l'esprit pionnier de Mme le professeur Isabelle Richard, qui a réussi à convaincre enseignants, étudiants et autorités ministérielles de mettre en place ce système (PluriPASS) en lieu et place de la redoutable PACES (première année commune aux études de santé), en conservant *le même numerus clausus.*

Selon la doyenne Isabelle Richard, les examens oraux se sont très bien passés : « 20 % des étudiants reçus *in fine* l'ont été grâce à l'oral, qui est selon nous un mode d'évaluation tout à fait pertinent pour des jeunes qui se destinent aux métiers de la santé. » Les deux sessions de la PACES ont laissé la place à cinq évaluations réparties sur l'année. Une manière de permettre à chacun de se situer plus tôt avec l'aide de tuteurs, permettant d'éclairer chacun selon « un parcours pluridisciplinaire avec une pluralité de devenirs possibles » dont l'admission dans d'autres filières de santé, résume Isabelle Richard[3].

Nous approuvons pleinement cette orientation vers une sélection harmonisant des épreuves écrites et d'autres orales, avec entretiens de motivation et d'aptitude.

Des épreuves orales et des entretiens au concours dans toutes les facultés françaises ?

« Trop de docteurs, peu de médecins. »

Proverbe français.

Le but ? Former des docteurs qui soient des médecins.

Il y faut pour cela des examens oraux et des entretiens comme dans les facultés de médecine québécoises et dans le même esprit qu'à Polytechnique, Centrale, Normale sup' ou dans de nombreuses grandes écoles scientifiques, commerciales ou vétérinaires. En France, dans leur majorité, les étudiants en médecine ne veulent pas d'épreuves orales. Nous le savons et le regrettons. Nous comprenons que les étudiants redoutent les épreuves orales par peur d'un défaut d'objectivité des jurys. Mais ce n'est pas une raison suffisante pour se priver de sélectionner les meilleurs futurs médecins, dont beaucoup sont éliminés faute d'une sélection appropriée.

Bien sûr, cela n'empêche pas de conserver les épreuves scientifiques qui s'imposent et s'accommodent assez bien des QCM, qui rassurent les étudiants sur l'anonymat et l'objectivité des notations. Mais, comme au Québec, en Allemagne et à Angers, je propose d'améliorer la sélection en tenant compte également de « qualités non cognitives », telles que la motivation et l'aptitude à devenir médecin. Cela mérite d'être tenté !

CHAPITRE 38

Créer une « filière spécifique de médecine générale » pour sélectionner de futurs généralistes motivés ?

Plus de douze millions de Français privés de médecin traitant ?

Aujourd'hui en France, pénurie de médecins. Le nombre de généralistes libéraux diminue régulièrement (voir troisième partie, p. 127). La médecine générale est boudée par les nouveaux diplômés qui préfèrent d'autres modes d'exercice (médecine d'urgence, angiologie, médecine du sport, homéopathie...), le salariat, des remplacements prolongés ou encore des professions non soignantes. Le ministère de la Santé estime qu'aujourd'hui, en 2017, plus de douze millions de Français vivent dans des territoires sous-dotés en médecins généralistes ou en passe de l'être.

Créer une « filière spécifique de médecine générale » avec engagement contractuel ?

Nathalie vient d'échouer pour la seconde fois à son concours d'entrée en médecine. Elle est éliminée par des mauvaises notes dans les matières fondamentales. Or elle veut à tout prix être médecin. C'est sa vocation depuis sa tendre enfance.

Voilà notre proposition : créer une filière spécifique de médecine générale au concours de fin de première année permettant aux étudiants motivés et d'excellent niveau de réaliser leur rêve. À titre d'encouragement, les étudiants reçus bénéficieraient d'une aide financière tout au long de leurs études de médecine. En contrepartie, ils signeraient un engagement contractuel avec l'État d'exercer la médecine générale libérale dans une zone sous-dotée[1] pendant un certain nombre d'années. En cas de rupture du contrat, ils devraient rembourser à l'État l'aide financière. Notre pays serait dès lors assuré de recruter les médecins généralistes dont il a besoin.

La formation serait bien entendu du même niveau que celle des autres spécialités, mais davantage axée sur la médecine générale dès le concours.

Cela étant, cette filière de sélection serait-elle moins concurrentielle avec un taux de réussite plus élevé ? Dès le premier concours, on verra quels étudiants s'y présentent, avec quels baccalauréats, et quel est leur niveau.

Cette préconisation présente l'immense avantage de former des étudiants motivés. L'inconvénient est celui du choix précoce de la médecine générale, dès la fin de la première année, au risque de le regretter plus tard. Nous en sommes très conscients. D'ailleurs, quelques passerelles pourraient être mises en place en cas de remords, à certaines conditions.

Chaque étudiant pourra aussi se présenter à l'ensemble des filières de la PACES, concours commun à la médecine, la pharmacie, l'odontologie et la maïeutique, comme c'est le cas actuellement. Il y aurait simplement *en plus* cette chance nouvelle de devenir médecin généraliste par cette filière spécifique de médecine générale.

Celle-ci est très différente du *contrat d'engagement de service public* (*CESP*), mesure incitative du ministère de la Santé concernant les étudiants *ayant déjà réussi le concours*. Cette mesure repose sur le volontariat et n'a pas la possibilité de recruter avec certitude le quota de généralistes nécessaire. C'est d'ailleurs loin d'être le cas actuellement avec seulement deux à trois cents volontaires chaque année (voir troisième partie, p. 127).

L'Université française a le devoir de former les médecins nécessaires. Il est licite qu'elle ouvre, à titre expérimental, un concours sélectionnant les généralistes dont notre pays a besoin.

CHAPITRE 39

Conclusion : une révolution en quatre réformes pour sélectionner les futurs médecins

Patrice Queneau
et Claude de Bourguignon

La sélection à l'entrée en médecine en France est largement décriée. Une réforme profonde s'impose.

Nous proposons quatre réformes (voir tableau page 180) :

• Première proposition : médicaliser et humaniser le concours d'entrée par un renforcement des enseignements de sémiologie médicale et de sciences humaines et sociales.

• Deuxième proposition : ajouter aux mesures précitées des épreuves orales avec entretiens de motivation et d'aptitude, comme au Québec et à Angers.

• Troisième proposition : une solution radicale aux déserts médicaux : créer une filière de médecine générale avec engagement des futurs médecins à aller exercer la médecine générale dans les zones sous-dotées pendant un minimum d'années. Cette réforme devrait être mise en place au plus vite, afin de régler dès que possible le problème des déserts médicaux compte tenu du délai lié aux dix années d'études.

• Quatrième proposition : sélectionner les candidats *avant* l'entrée à l'université en fonction des notes obtenues au cours des deux années du baccalauréat (première et terminale) et d'épreuves orales avec entretiens de motivations, d'aptitude et de personnalité comme au Québec et en Allemagne.

Cette dernière proposition ferait gagner un temps considérable en évitant la première année fastidieuse où se bousculent soixante-dix mille à quatre-vingt mille étudiants par année pour environ huit mille élus. Et que d'échecs évités ! Et que d'économies financières réalisées ! Cette réforme a notre faveur. Mais nous sommes conscients du fait qu'elle suppose une réforme profonde, puisque aujourd'hui en France l'entrée à l'université est ouverte à tous les bacheliers. Encore faut-il noter que certaines facultés effectuent déjà des présélections et qu'un tirage au sort (inadmissible !) est désormais autorisé depuis une récente circulaire (*Bulletin officiel* du 27 avril 2017) là où la demande dépasse notablement les capacités d'accueil et de formation (voir sixième partie, « Boîte à idées », p. 247).

Au total, *dans l'immédiat*, notre première proposition offre une amélioration indispensable mais insuffisante. Il faut impérativement aller au plus vite à la deuxième réforme : « médicaliser et humaniser le concours », et y associer des épreuves orales avec entretiens.

Cependant, la pénurie aiguë de médecins généralistes impose en outre de mettre en place à titre expérimental une filière spécifique de médecine générale qui sera la parade exemplaire aux déserts médicaux.

Enfin, nous demandons que l'option, qui a notre faveur, d'une *sélection avant l'entrée à l'université* soit explorée *dès que possible*.

Tableau : Quatre réformes pour sélectionner de futurs médecins

		Épreuves	**Modèles**	**Sélection avant/après entrée à l'université**
Dans l'immédiat	**Proposition 1**	Médicaliser et humaniser l'actuel concours	À créer	Après
	Proposition 2	*Idem* + épreuves orales et entretiens	Angers	Après
	Proposition 3	Filière spécifique de médecine générale	À créer	Après
Dès que possible	**Proposition 4**	Pas de concours : sélection sur les notes académiques et des entretiens (*)	Québec, Allemagne...	Avant

(*) Entretiens de motivation, d'aptitude et de personnalité.

CINQUIÈME PARTIE

Deux objectifs majeurs pour la formation en deuxième et troisième cycle : compétence et indépendance

Patrice Queneau

Les enseignements de faculté constituent à l'évidence l'un des piliers de la formation médicale. Notre intention n'est pas de les détailler ici, mais de souhaiter qu'ils apportent la meilleure formation possible pour permettre aux étudiants d'acquérir une authentique compétence, en toute indépendance d'esprit, en privilégiant la tête bien faite plutôt que la tête bien pleine.

Les pages qui vont suivre vont surtout détailler l'enseignement pratique et clinique à l'hôpital comme chez le praticien, ainsi que l'indispensable formation en thérapeutique, en science et en art de bien prescrire.

CHAPITRE 40

Tout pour le malade !

Le malade fragmenté, balkanisé des services « de pointe »

Sacha Guitry lançait déjà ce cri d'alarme prophétique : « Il y a des médecins pour soigner le cœur, des médecins pour soigner les dents, des médecins pour soigner le foie, mais qui soigne le malade ? » Les malades hospitalisés dans les services « de pointe » (cardiologie, neurologie, cancérologie…) bénéficient d'une médecine *high-tech* incontournable, dont l'utilité est indiscutable. Que de progrès en cardiologie en un demi-siècle ! J'en ai fait l'heureuse expérience grâce aux prouesses de la rythmologie moderne. Cependant, il faut veiller à ce que cette hyperspécialisation ne détourne pas les médecins d'une perception holistique du malade. Un malade ne se résume pas à un « dossier hypertechnique ». C'est une personne inquiète, souffrante, qui attend beaucoup des soins techniques mais aussi de la parole de son médecin. « Tout va bien, m'a dit l'infirmière, mais je pars de l'hôpital avec une ordonnance de l'interne et sans avoir revu mon chirurgien depuis mon opération. J'aurais aimé qu'il me dise, lui, ce qu'il a trouvé, est-ce qu'il a pu enlever toute ma tumeur… » Ce même chirurgien, dans son rôle d'enseignant, doit être à la fois un spécialiste chevronné et un médecin de la personne malade. D'où notre plaidoyer pour la médecine clinique et l'enseignement clinique, qui seuls permettent d'éviter la balkanisation, la fragmentation du malade en organes dispersés sans la synthèse nécessaire.

Des difficultés multiples

Cela étant, la formation *au contact du malade* se heurte aujourd'hui à d'autres difficultés majeures :

• Le très grand nombre d'étudiants : huit mille environ par promotion après le concours d'entrée en médecine pour l'ensemble des facultés de médecine françaises, c'est-à-dire plus de trente mille étudiants à former simultanément lors des stages du deuxième cycle à l'hôpital et chez le médecin praticien.

• Le caractère hyperspécialisé des maladies dont souffrent un grand nombre de malades hospitalisés, très différents des malades consultant habituellement le médecin généraliste.

• Les très courts séjours des malades hospitalisés. C'est évidemment très heureux pour eux et c'est l'essentiel, mais cela complique la formation d'autant que ces malades sont souvent absents de leur chambre pendant leur hospitalisation en raison d'examens d'imagerie, d'explorations fonctionnelles, de consultations de spécialistes…

• Le fait que les malades acceptent difficilement d'être examinés en présence de plusieurs étudiants, ce qui est évidemment compréhensible notamment dans des disciplines où l'examen clinique requiert une pudeur particulière (maladies gynécologiques, génito-urinaires, mais également maladies graves, psychiatriques, handicaps…). Une exception à cela : les services de gériatrie. Pour autant que la visite des étudiants est respectueuse et pudique, les personnes âgées acceptent souvent assez volontiers de raconter « leur histoire » et même de se faire examiner, ce qui est à l'évidence très formateur.

• Enfin, comme le souligne le professeur René Mornex (rapport à l'Académie, 2013[1]), cet enseignement clinique, qui a fait la réputation de la médecine française, souffre « des charges multiples qui dispersent les enseignants en dehors de leur service, la visite se concentrant autour du seul ordinateur, objet de toutes les attentions. Or, c'est dans ces stages cliniques qu'il conviendrait de faire comprendre aux futurs médecins que l'*evidence-based medicine* a des avantages mais aussi des limites et que l'humanisme médical devrait l'emporter sur le principe de précaution ».

Des étudiants connectés, ubérisés, youtubisés[2] *?*

Et si la solution venait de l'e-médecine et de sa technologie galopante[3] ? Ni technophiles naïfs ni technophobes attardés (espérons-le !), nous savons qu'il a fallu des siècles pour passer de l'oral à l'écrit, pour intégrer l'imprimerie et les livres. Michel Servet l'a payé de sa vie, lui qui fut brûlé avec ses livres de médecine à Genève. Molière fustigeait ce latin supposé savant : *ignorantus, ingnoranta, ignorantum !* Veillons à ne pas rejeter les révolutions technologiques que sont l'e-santé, la santé connectée ou la télémédecine.

Et l'étudiant dans tout cela ? Connecté ? Certes. Au point d'être ubérisé, youtubisé, facebookisé, webisé[4] ? La faculté devra lui enseigner les apports et les promesses immenses du numérique mais aussi ses limites : *Le Meilleur des mondes* d'Aldous Huxley, transféré au XXIe siècle ? Nous y reviendrons.

CHAPITRE 41

Avis de tempête sur la formation clinique à l'heure des grands nombres d'étudiants !

L'objectif est d'enseigner tout ce qui peut être utile au futur médecin généraliste. Même aujourd'hui, à l'heure de l'e-santé et d'innovations pédagogiques multiples, rien ne remplace totalement la formation auprès de malades réels, *in vivo*. L'étudiant doit commencer à être auprès des patients dès ses premières années d'études. C'était autrefois l'externat, réussi après concours en début de deuxième cycle ! Mais où est donc passé l'externe, alors responsable personnellement de quelques malades du service, sous l'égide d'un senior ? Et même avant lui, le « stagiaire » de première ou de deuxième année, qui était au contact de son futur métier pour l'apprécier ou... quelquefois le quitter. Tout cela est bien loin, mais peut-être utile à méditer.

Interne, j'ai tout appris des malades, au contact quotidien de mes maîtres[1]

L'enseignement était l'une des fiertés de nos CHU ! Oui ! et le « patron » (ou son adjoint) faisait la visite tous les jours. Lors des consultations, on voyait les malades d'abord en tête à tête, puis on les présentait au « patron ». Gare aux erreurs de diagnostic ! On se faisait remonter les bretelles sur-le-champ !

Les cours de fac ? Indispensables ! Mais la pratique médicale s'apprend au contact du malade et requiert beaucoup de temps et de disponibilité de la part des enseignants cliniciens. Rappelons-nous Jean Jaurès s'écriant : « On n'enseigne pas ce que l'on sait, on enseigne ce que l'on est ! »

Enseigner encore la clinique en 2017, mais pour quoi faire ?

À propos, où est passé le stéthoscope ? Et la clinique, ça sert encore à quelque chose ? Et ça peut encore s'enseigner dans l'hôpital-entreprise ? Quand celui-ci est dominé par la « pensée économique » élaborée dans la galaxie prophétique de quelques têtes pensantes, qui font volte-face le jour où la maladie les atteint. Alors, « on » s'étonne – et « on » s'irrite – de ne pas trouver aussitôt le médecin compétent disponible, avec son écoute, son regard, sa main qui palpe et son « flair », fruit de son expérience clinique !

La formation clinique n'intéresse plus grand monde et surtout pas les « grands décideurs » armés de leurs longues-vues à court terme ! On parle des mésusages de la médecine, de la gabegie des examens complémentaires demandés à tort et à travers, des traitements inutiles et inutilement dangereux… Mais qui se soucie de valoriser la formation des futurs médecins au lit des malades et en consultation ? La pédagogie clinique ? Du temps perdu pour la sacro-sainte rentabilité des CHU où *seul compte ce qui se voit et se compte* avec retour immédiat sur investissement ?

« Montrez-moi avec un seul doigt là où vous avez le plus *mal ! »*

C'est la question que posait à chaque malade douloureux mon maître le professeur Édouard Lejeune, grand clinicien, et soudain le diagnostic s'imposait ! Et ça, aucun ordinateur ne peut le faire. C'est pourtant la clef du succès.

Tel ce garçon de 16 ans, souffrant depuis trois ans d'une « sciatique » rebelle à la morphine, venu consulter armé de valises de radiographies portées par sa mère. Édouard Lejeune refusa de voir le bilan radiographique pas plus que la biologie. Sa première question fut la suivante : « Peux-tu me montrer avec un seul doigt le point où tu as *le plus* mal ? » Le jeune homme désigna immédiatement un point précis de sa cuisse. Édouard Lejeune effleura l'endroit avec tact : douleur violente malgré toutes ses précautions. Il demanda à voir les radiographies du fémur. Aucune n'avait été faite pendant ces trois ans. Une simple radiographie du fémur va fournir immédiatement la clé du diagnostic : un ostéome ostéoïde, petite tumeur bénigne du fémur qui sera guérie aussitôt par l'ablation chirurgicale localisée à la tumeur. Dieu sait combien de fois des diagnostics ont été rectifiés par cette question du « doigt posé là où le malade a *le plus* mal ».

Et ne parlons pas de la migraine, de la colique néphrétique et de tant d'autres diagnostics cliniques de premier recours, qui sont souvent le fait du médecin généraliste.

Attentif à respecter le fil rouge du symptôme, le professeur Lejeune possédait cet art subtil de *conquérir la confiance et la confidence des malades* en leur consacrant le temps d'une écoute du moindre détail.

Avec une fidélité indéfectible, il effectuait la visite des malades chaque jour, y compris le samedi, jusqu'à quinze ou seize heures, entouré de toute son « équipe » d'assistants, d'internes, d'externes et de ses fidèles infirmières. Personne n'y manquait. Personne ne regardait sa montre... ou presque ! Ce sacerdoce était frappé d'exigence et... d'humilité, cette vertu cardinale qui conduit à remettre en cause tout diagnostic incertain. Inlassable chercheur du meilleur traitement personnalisé, il enseignait la bonne indication, la bonne posologie, avec ce souci de la mesure qu'il formulait par cette image : « Entre trop et trop peu, il n'y a souvent que *l'espace d'un fil.* » Belle leçon de thérapeutique ! Belle leçon de vie aussi d'ailleurs !

Enseignant d'une étonnante clarté, il écoutait, avec une attention de chaque instant, la *lecture de leurs observations des malades par les étudiants* en y passant un *temps* considérable, convaincu que c'était là l'apprentissage des fondamentaux de la médecine ! En effet, que de pièges en médecine ! Oui, former à la clinique, c'est montrer *in vivo* que les maladies les plus graves se cachent parfois derrière des symptômes « banals ». Tels l'embolie pulmonaire, l'infarctus du myocarde ou l'endocardite infectieuse, comme le raconte avec objectivité le journaliste Jean-Marc Sylvestre[2], qui a lui-même failli en mourir jusqu'à ce que son médecin généraliste en fasse le diagnostic à partir de sa seule « petite douleur de l'épaule gauche ».

« Docteur, venez vite, mon mari est devenu fou ! »

D'une villa plongeant sur la Côte d'Azur, une femme appelle le médecin de garde par un dimanche ensoleillé : « Au secours, venez vite, docteur, mon mari est devenu fou, il s'est mis à hurler subitement et s'agite comme un dément. »

Le généraliste accourt. Sur la terrasse, une partie de cartes à la Pagnol. Il manque un joueur, le « fou » qui vocifère dans la pièce voisine. Sa folie s'est déclenchée tout d'un coup, affirment César, Escartefigue et Panisse. « Ma tête, ah ma tête, c'est une tumeur qui explose. C'est l'enfer. Je vais me flinguer », hurle le « fou ».

Le généraliste : « Où est-ce que vous avez mal ?

– Partooooouuuuut, ma tête explose !

– Oui, mais de quel côté ?

– À droite, plutôt à droite. »

L'homme fait des bonds et veut tout casser.

« Je meurs, j'éclate. Aaaaaahhh ! Faites-vite. »

Le généraliste : « À droite, mais où exactement à droite ? Montrez-moi alors avec un doigt où ça vous fait *le plus* mal.
– Làààà... » Il montre la région de son oreille.
Le généraliste va chercher son otoscope, petit appareil qui permet de voir l'intérieur du pavillon de l'oreille.
« Euréka ! Y a un... moustique dans votre oreille. Il est vivant. Il se débat ! »
La pince à épiler de madame fera l'affaire.
Moralité : les douleurs violentes diffusent et égarent. Le talent du praticien ? Avoir réussi à faire préciser « là où ça faisait *le plus* mal ».

En cas de douleur, aiguë ou chronique, il faut toujours demander au patient de montrer avec un doigt l'endroit où ça fait *le plus* mal : message universel de mon maître Édouard Lejeune.

Rétablir la lecture de l'observation du malade au « patron » ou à un senior !

Autrefois, chaque étudiant prenait avec beaucoup de soin l'observation du malade, et ce d'autant plus qu'il devait la lire au « patron » ou au chef de clinique, de surcroît en présence de ses camarades et des infirmières (!), et même souvent en présence du malade qui pouvait protester en cas d'erreur. L'observation était un document de référence très complet et très détaillé, exercice tout à la fois de clinique et de style ! Tout le monde était gagnant.

Aujourd'hui, la rédaction des observations par les étudiants est trop rarement ce morceau de bravoure d'antan. Pourquoi ? Notamment parce qu'elle est trop rarement lue intégralement en présence du « patron » ou d'un senior... ou encore parce qu'elle se résume souvent à quelques notes succinctes !

Former à l'art du diagnostic

Former à l'art du diagnostic, c'est d'abord former à *in-ter-ro-ger* le malade sur l'histoire de sa maladie et à l'*e-xa-mi-ner*[3]. Les fondamentaux de la médecine sont immuables :

- Recueil des données sur les symptômes et l'histoire de la maladie et du malade, qui commence par ce : « Bonjour madame, bonjour monsieur, qu'est-ce qui ne va pas, de quoi souffrez-vous ? » suivi des questions du médecin.
- Examen clinique : inspection, palpation, auscultation, autres examens courants (prise de la tension artérielle...).
- Si nécessaire, prescription d'examens complémentaires.
- Synthèse diagnostique.
- Proposition thérapeutique, à expliquer au patient pour solliciter sa compréhension et son consentement.

Il faut toujours interroger le malade sur ses symptômes actuels, mais aussi sur ses antécédents médicaux et son histoire personnelle et familiale. Puis il faut l'examiner de façon très méthodique, avec respect, tact et pudeur. Toucher son corps, quelle aventure riche en révélations : points douloureux, contractures, ganglions..., mais aussi quelle aventure émotionnelle que cette plongée dans la mémoire viscérale d'un corps meurtri. Sans compter les touchers intimes, pelviens notamment, qui imposent de poser la question : « Acceptez-vous que je vous examine ? C'est important pour le diagnostic. »

Sans multiplier les exemples, nous voulons souligner l'importance qu'il y a à regarder attentivement le malade : son attitude, sa démarche, son aspect général, son visage (pâle, bouffi, crispé, douloureux, inquiet...), ses lèvres (sèches, bleutées...), sa respiration...

Est-ce grave, docteur ?
Est-ce une urgence ?

Nous avons choisi cet exemple simple et grave, démonstratif de l'importance de l'inspection clinique la plus élémentaire.

L'exemple de l'urgence : former à diagnostiquer l'aggravation d'un malade !

Chez cet insuffisant respiratoire sévère, l'interne de garde attend tout du sacro-saint bilan biologique, notamment des gaz du sang. Les enfants du malade appellent au secours : « Docteur, notre père se meurt, regardez, il a le souffle court, ses lèvres sont devenues bleues. Qu'attendez-vous pour agir ? » « Oui, mais on attend les résultats de la prise de sang », rétorque le jeune interne. Heureusement, il appelle aussitôt le senior, qui transfère d'urgence le malade en réanimation.

Le diagnostic d'aggravation d'un malade est l'un des plus difficiles de la médecine, ce métier à haut niveau de responsabilité. Facile de soigner les malades à risques ? Bien sûr ! Surtout quand on arrive après coup et qu'on est un donneur de leçons.

Réellement, la formation clinique, c'est la clef ! Et ce n'est évidemment pas entasser des données plus ou moins inutiles chez des étudiants passifs engloutis sous les livres, comme l'a stigmatisé avec son génie mon ami Piem sur ce merveilleux dessin !

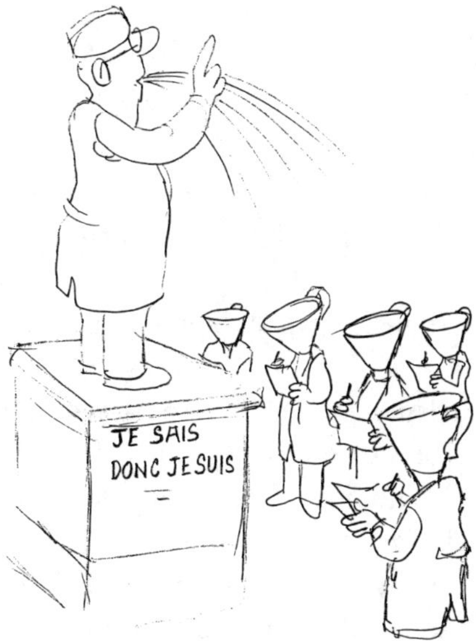

Figure 6. Dessin de Piem.

Former à une « médecine sobre » (René Mornex)

Au Québec, on interdit à l'étudiant de demander des examens complémentaires tant qu'il n'a pas formulé d'hypothèses diagnostiques crédibles et réfléchies à partir des données cliniques. Voici une jeune femme qui souffre *surtout le matin* de ses articulations enflées. L'étudiant évoque l'hypothèse d'une polyarthrite rhumatismale. Cette hypothèse étant crédible et réfléchie, il est autorisé à demander des examens d'imagerie et un bilan immunologique, lesquels viendront confirmer – ou infirmer – l'hypothèse de la polyarthrite.

C'est là cette « médecine sobre » qui vise à « améliorer la pertinence des stratégies médicales », selon le titre du rapport de René Mornex à l'Académie de médecine en 2013 *Améliorer la pertinence des stratégies médicales*[4]. Quand l'efficacité, l'humanisme et les économies de santé vont de pair… est-on en droit de s'en priver ?

La politesse, le respect, le tact : la valeur de l'exemple

Dès les premiers contacts avec les malades, rien ne peut remplacer la valeur de l'exemple pour sensibiliser l'étudiant à ces moments forts, riches d'émotion, qui le confrontent à la réalité de la maladie, de la souffrance, de la mort, mais aussi au bien-fondé de son choix de devenir médecin.

L'apprentissage de la politesse et du respect est primordial. Combien de malades ont été blessés par un manque de respect à leur égard lors de leur venue à l'hôpital ! Osons rappeler l'importance de cet instant où subitement la porte s'ouvre et où le malade, inquiet, souffrant, attend tout du médecin, de ses paroles comme de ses attitudes. Quelle est déterminante cette première rencontre ! Essentiels sont ces premiers mots et ces premiers regards échangés, qui peuvent inquiéter,

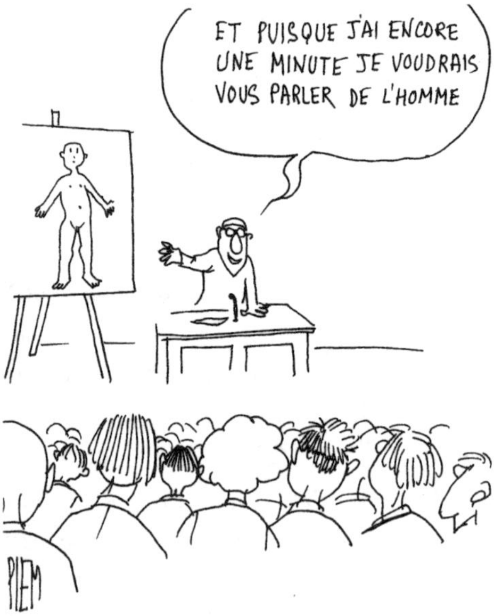
ET PUISQUE J'AI ENCORE UNE MINUTE JE VOUDRAIS VOUS PARLER DE L'HOMME
PIEM

DERNIER COURS
DE DERNIÈRE ANNÉE DE MÉDECINE

Figure 7. Dessin de Piem, *in* P. Queneau, G. Ostermann, *Le Médecin, le Malade et la Douleur* (Masson, 2004).

désespérer ou, à l'inverse, apaiser, soulager, rassurer. C'est là que se noue ce lien si particulier entre un médecin et un malade, dont la dignité devra toujours être respectée. Par ses conseils et son exemple, le médecin formateur, libéral comme hospitalier, joue ici un rôle essentiel.

Rien n'est possible sans l'humilité

La « science médicale » n'est pas toute-puissante. Le médecin doit faire preuve d'humilité, vertu cardinale de la médecine. L'expérience quotidienne le prouve. Tout médecin doit savoir reconsidérer ses certitudes d'hier, pour préciser ou rectifier un diagnostic, optimiser un traitement. Cela impose de la modestie. Plus on est savant, plus on est modeste. C'est au contact du malade que l'étudiant forgera, pas à pas, son expérience. C'est au contact du malade qu'il apprendra la pudeur et l'humilité.

La médecine, « religion » de la sensibilité autant que science et technologie

Quelle meilleure sensibilisation à la médecine que ces premiers échanges avec les malades, leurs émotions, leurs souffrances, leurs peurs ? Un médecin ne sera jamais davantage médecin parce qu'il sera insensible à la souffrance, au désarroi de ses malades. Cette sécheresse du cœur ne ferait qu'aggraver leur désespérance. Cessons d'opposer science et humanisme. Le respect et l'écoute du malade optimisent la performance scientifique et technique. C'est l'âme intime de la relation du médecin avec son malade, du début de sa maladie à la fin de sa vie. Enjeu éthique du médecin, cela doit être ressenti dès les premières heures passées par l'étudiant à l'hôpital puis lors des stages chez le médecin généraliste. C'est un objectif majeur de la formation initiale !

CHAPITRE 42

La formation à l'hôpital devenue la cinquième roue du carrosse ?

Toute minute consacrée aux étudiants est-elle perdue pour la carrière de professeur ?

Il ne s'agit pas de fustiger l'inestimable progrès scientifique dont le malade est le premier bénéficiaire, mais de se demander si la médecine ne risque pas de devenir à son tour « malade de sa science ». C'est le cas lorsque la course d'obstacles pour réussir certaines carrières hospitalo-universitaires repose trop exclusivement sur les publications, les publications et… les publications ! L'esprit de recherche est certes à valoriser mais pas au détriment des soins aux malades et de l'enseignement *clinique* des étudiants.

Personne ne pourra m'ôter cette conviction : lors des recrutements des médecins hospitalo-universitaires, l'attention portée à la *motivation et aux qualités pédagogiques des candidats* doit être égale à celle portée à la recherche, trop majoritairement prise en compte aujourd'hui (*publish or perish*) dans certaines nominations. On sait que la triple fonction de médecin, d'enseignant et de chercheur peut difficilement être assumée simultanément par la même personne à la même étape de sa carrière. Les journées n'ont que vingt-quatre heures. Aussi, il est urgent de nommer à nouveau de grands médecins-cliniciens, qui seront les meilleurs enseignants de cette éthique médicale dont l'insuffisance est souvent décriée à juste titre. Il est heureux que certains jurys d'agrégation aillent apprécier la motivation, la disponibilité et les qualités pédagogiques des candidats « sur le terrain », c'est-à-dire là où ils enseignent.

Nommer des enseignants pour qu'ils enseignent ! Curieuse idée ! Monsieur de La Palice aurait-il dit autrement ?

La formation clinique ? Passée à la trappe des procédures d'évaluation des CHU ?

Pourquoi les procédures d'évaluation et d'accréditation des CHU s'intéressent-elles si peu à la formation ? Pas rentable tout de suite ? Alors, circulez ! Faut-il attendre que les puissants de ce monde soient malades pour qu'ils apprécient le fait que leurs médecins aient été bien formés ? Notons que certains édiles, certains ministres, ont changé du tout au tout après leur expérience personnelle de la maladie : « Ainsi va la vie des puissants et vacillent leurs certitudes, lorsqu'ils abandonnent leur supériorité de façade pour se découvrir, simplement, humains et vulnérables », disait le docteur Lehmann, ancien président du Conseil national de l'ordre des médecins.

Demain, il sera trop tard !

« La formation des internes ? On verra plus tard, quand on aura de l'argent ! » Intolérable ! Et il ne faudra pas regretter plus tard, *trop tard*, que cette formation ait été la victime d'objectifs managériaux trop oppressants imposés par la rentabilité immédiate. Ce qui est rarement le cas avec la formation, pénalisée par son investissement à long terme !

Est-elle chronophage ? Sans aucun doute. Irremplaçable ? Tout autant. C'est aujourd'hui que se joue la compétence des médecins de demain. Il y a urgence à revaloriser le temps de cette formation, non par de vaines incantations, mais par des actes. Les médecins des CHU sont nommés pour soigner, pour chercher et… pour enseigner ! Les tutelles doivent pleinement intégrer les coûts en « temps-médecin » de cette formation clinique des étudiants et des internes par un compagnonnage quotidien pendant tout le cursus des études. Comment imaginer que le temps de cet enseignement clinique par un *senior* (le « patron » comme le chef de clinique) soit aussi peu valorisé dans les accréditations des CHU et les nominations des professeurs ?

Les encouragements doivent venir d'en haut, du ministre de la Santé et… de celui de l'Enseignement supérieur ! Alors, oui, la formation clinique cessera d'être ce qu'elle est trop souvent devenue : la cinquième roue du carrosse des CHU !

Et n'oublions pas l'importance d'une validation exigeante des stages à l'hôpital. Est-ce toujours le cas ? Un stage médiocre ne doit pas être validé. Au même titre qu'un examen de faculté, la validation exigeante des stages est un prérequis majeur de l'évaluation de la compétence.

Le classement de Shanghai affole les universités… qui ne prend en compte que la recherche !

Un classement international des universités fait aujourd'hui fureur. C'est le classement de Shanghai, cité par les médias comme étant le *nec plus ultra* de la renommée d'une université ou d'une faculté. Splendide. Je note cependant qu'aucun des six critères de Shanghai (nombre de prix Nobel ou de médailles Fields, nombre de chercheurs les plus cités dans les plus grandes revues internationales, entre autres) n'évalue la qualité de l'enseignement, ni le niveau des étudiants ni, pour la médecine, les soins aux malades.

On comprend bien que le « Shanghai » est exclusivement centré sur la recherche. C'est un fait acquis. Et Dieu sait que c'est essentiel ! Cependant, en occultant la formation, il pénalise les universités qui lui consacrent une grande partie de leur énergie et de leur temps. Ce faisant, il dévalorise l'évaluation de la compétence des futurs médecins. Une fois de plus, la pédagogie est envoyée aux oubliettes. Les grands perdants ? Les malades !

À quand un classement international basé sur l'enseignement ? À quand la prime à la performance pédagogique, encouragement à ce que les enseignants… enseignent ?

CHAPITRE 43

Un foisonnement d'innovations pédagogiques

Une révolution pédagogique : l'université numérique de santé

Nous sommes à l'heure de l'université numérique (e-learning) en santé comme ailleurs, celle du téléenseignement, de la simulation numérique, des cours en ligne ouverts et massifs (CLOMS) ou *Massive open on line course* (MOOCS). Leur fiabilité et leur place réelle dans les stratégies de formation sont en cours d'évaluation par des instances scientifiques sans conflits d'intérêts, indépendantes des lobbies.

L'accès ouvert aux ressources et aux formations en ligne est l'un des piliers de l'enseignement numérique moderne. Il caractérise *l'Open Education* recommandée par les instances onusiennes lors de la Déclaration de Paris du 12 juin 2012 dans la perspective du programme Éducation 2030 de l'Unesco.

Ce sont ces recommandations et ces principes que les universités numériques thématiques en France appliquent depuis leur création en 2003 par madame Claudie Haigneré, ancienne ministre déléguée à la Recherche et aux Nouvelles technologies, sur le modèle de l'Université médicale virtuelle francophone (www.umvf.org) initiée dès 2003, comme le souligne Albert-Claude Benhamou[1].

AT-AW-AD-AC !

Le numérique offre des outils et des systèmes de virtualisation et d'interactivité entre les enseignants et les étudiants. Il met à leur disposition une somme considérable de ressources numériques d'enseignement en accès libre. C'est un acquis inestimable, à la condition qu'elles soient validées et labellisées par des instances académiques compétentes.

Un simple accès en ligne à un site web ou à une application dédiée permet à l'étudiant d'apprendre, de proposer un thème de travail et d'évaluer ses acquis à tout moment. C'est le respect absolu du rythme de chacun, illustré par le célèbre « *AT-AW-AD-AC* », sorte de cri de guerre (!) de l'e-learning, qui signifie : *Any Time (AT), Any Where (AW), Any Device (AD), Any Content (AC).* Ni le nombre ni le lieu de vie des étudiants et des professionnels ne sont un obstacle. Même l'apprentissage de techniques et de gestes y est accessible, de même que la possibilité d'échanger sur des forums ou *via* les plateformes des réseaux sociaux, sous le contrôle d'un expert, en direct ou en différé (visioconférences, téléstaffs...).

Accessible librement à tous (cas des universités numériques thématiques francophones), l'enseignement numérique améliore l'égalité des chances entre les étudiants, à condition qu'il soit associé à un « tutorat distanciel et présentiel », dans un processus hybride (dit *blended learning*).

Il permet de plus d'accéder en temps réel à des ressources mondiales issues des meilleures universités du monde. À titre d'exemple, le métaportail francophone initié par l'Agence universitaire de la francophonie (www.idneuf.org) capitalise les ressources numériques libres produites par tous les établissements de l'espace universitaire francophone.

Il faut cependant insister sur les limites de l'autoformation en ligne, qui ne permet pas l'indispensable intervention pédagogique d'un enseignant ou d'un tuteur (en face à face ou en ligne).

L'enseignant, maître et prescripteur des meilleures ressources numériques devient aussi un coordinateur, un régulateur, un « coach » et le garant de la qualité des informations utilisées.

Le numérique améliore l'efficacité de la formation médicale présentielle classique, car la virtualisation des cas cliniques réels est un formidable outil d'apprentissage de la prise de décision médicale.

Vers un « tout numérique » ?

Sachons raison garder. Il faut tempérer l'enthousiasme de certains prosélytes d'un excès de numérique. Celui-ci n'est pas omnipotent et ne remplacera jamais l'enseignement *présentiel* auprès du malade à l'hôpital ou en médecine libérale. Au total, l'art-science de la décision médicale doit et devra toujours être enseigné aussi par compagnonnage lors de stages cliniques au contact du malade.

Vigilance face aux dérives financières

Attention ! Veillons à ce que le numérique ne donne pas lieu à des dérives financières mettant à mal son objectivité et son indépendance. Vœu pieux ? Cette accessibilité au numérique nécessitant des financements importants, on doit se poser la question de la place des financements privés, qui peuvent être source de conflits d'intérêts, notamment en thérapeutique.

Les relations entre la science et l'argent sont toujours un peu périlleuses, sauf lorsque la vérité scientifique et pédagogique est garantie par des instances scientifiques et éthiques totalement indépendantes.

L'Université ne doit jamais perdre son âme, qui n'est ni repli sur soi ni anachronisme, mais objectivité scientifique et indépendance, au bénéfice premier des étudiants et *in fine* des malades.

On a suffisamment critiqué l'ingérence de l'industrie pharmaceutique dans la formation des médecins sur les médicaments. Veillons à ce que l'*Open Education* ne soit pas victime de conflits d'intérêts.

Apprentissage par simulation

En 1759, pour lutter contre le fléau des complications des accouchements, Louis XV donne à Angélique de Coudray la mission d'enseigner l'accouchement dans tout le royaume. Elle le fera à l'aide des simulateurs qu'elle a construits elle-même, représentant des bassins de femmes et des poupées avec un cordon ombilical. Dans les services de santé des armées, des blessés fictifs ou « plastrons » sont utilisés de longue date.

« Jamais la première fois sur le malade »

De pratique ancienne, l'apprentissage par simulation se développe à grande vitesse dans les facultés de médecine. Les chirurgiens sont concernés au premier chef pour apprendre les techniques opératoires[2]. L'Académie de médecine a tenu à y consacrer une séance thématique. Mais la simulation concerne aussi tous les futurs médecins pour l'apprentissage des gestes pratiques (massage cardiaque, touchers pelviens, ponctions, examens ORL…) et aussi pour la formation aux conduites diagnostiques et thérapeutiques, notamment en situations d'urgence. La sécurité des soins et le respect de l'intimité du malade imposent de développer la simulation sur mannequin, afin de respecter le principe essentiel : *jamais la première fois sur le malade*.

Le mannequin haute-fidélité n'est pas qu'un outil d'apprentissage des gestes. Il peut *réagir comme un humain* en affichant divers paramètres (tension artérielle, fréquence cardiaque et respiratoire, saturation en oxygène…). Il peut même s'exprimer en transmettant la voix du formateur.

La Haute Autorité de santé (HAS) a publié des recommandations pour la pratique de la simulation en santé (http://www.has-sante.fr/portail/jcms/c_930641/fr/simulation-en-sante).

Du point de vue des enseignants, l'investissement en temps dépasse celui du cours magistral. Cependant, la mémorisation du contenu est souvent très bonne. Dépasse-t-elle le meilleur cours possible avec diapositives comme le soutiennent certains ? On peut s'interroger. Pourquoi ce succès ? Un stress modéré améliore l'attention et la mémorisation. Et les questionnaires de fin de simulation révèlent en général une grande satisfaction.

L'apprentissage par stimulation : bénéfique au patient

Jean-Jacques Lehot et Thomas Rimmele (Centre lyonnais d'enseignement par simulation : cless@univ.lyon1.fr) insistent sur un autre point majeur : l'amélioration du devenir des patients. Ils en fournissent deux exemples. En cas de formation par simulation, on a pu observer :

- Une diminution de 74 % des infections de cathéters veineux centraux (J. Barsuk, 2014). Un bénéfice économique est également démontré avec un retour de 7 dollars pour un investissement de 1 dollar.
- En obstétrique, à Bristol, une réduction de 50 % des encéphalopathies hypoxiques chez les nouveau-nés (T. Draycott, 2006).

Une réussite : le centre de simulation en santé Présage à Lille grâce à un ardent compagnonnage

Nous avons eu la chance de visiter le centre de simulation en santé Présage (Plateforme de recherche et d'enseignement par la simulation pour l'apprentissage des attitudes et des gestes) de la faculté de médecine de Lille grâce à la courtoise invitation du doyen Didier Gosset, créateur du centre en 2013, et de madame le professeur Mercè Jourdain, directrice du centre.

Doté de plus de cinq cents mannequins simples, de dix simulateurs procéduraux haute-fidélité et de dix mannequins complexes, le centre Présage accueille actuellement chaque année près de quatre mille apprenants en formation initiale ou continue. Il a aussi vocation à accueillir des chercheurs ainsi que des industriels souhaitant concevoir ou tester de nouveaux dispositifs médicaux.

Tous les étudiants en médecine apprennent ainsi les gestes de l'urgence, les ponctions, les sutures, mais aussi l'auscultation cardio-pulmonaire et l'examen gynécologique. L'effort pédagogique est capital. Le doyen Didier Gosset est intransigeant sur le rôle pédagogique des médecins, notamment des chefs de cliniques assistants dont c'est une mission prioritaire.

Un *hôpital simulé* comportant cinq chambres avec mannequins complexes a été reconstitué à l'identique : bloc opératoire, chambre de réanimation, bloc obstétrical, salle de réanimation néonatale, chambre de médecine en secteur conventionnel, cabinets de consultation...

Un module intitulé « Prends garde ! » prépare les étudiants aux premières gardes d'internes en les mettant en situation sur trois scénarios fréquents : l'arrêt cardio-circulatoire, la détresse respiratoire après convulsion et l'agitation aiguë chez un patient en état maniaque.

D'autres mises en situation, avec algorithmes décisionnels, bénéficient de jeux de rôles (parfois avec des acteurs professionnels) et de discussions par petits groupes d'étudiants interactifs mis en situation de responsabilité à partir de cas cliniques exemplaires.

Bien entendu, la simulation ne remplace pas l'enseignement auprès du malade, ce que confirment les acteurs des ateliers de simulation ; et rappelons-le, les machines n'ont pas d'émotionnels, pour l'instant tout du moins.

CHAPITRE 44

L'indispensable formation psychologique du médecin

Elle est souvent insuffisante. C'est ce que ressentent nombre de malades. C'est aussi ce que ressentent les étudiants, les internes et les jeunes médecins eux-mêmes, stressés de se sentir insuffisamment préparés à la relation avec le malade, ses proches et les soignants concernés. Félicitons-nous de l'effort de certaines facultés en ce domaine. Car, attention, il n'existe pas de médecine de qualité sans perception de l'émotionnel. C'est au contact du malade, grâce à un comportement exemplaire du maître de stage que progresse cette sensibilisation à l'intime de la souffrance. Nous y reviendrons.

Les innovations en sciences humaines

La médecine est une science humaine. Tout progrès doit être maîtrisé au bénéfice du malade dans le souci permanent de l'éthique médicale. Celle-ci doit éclairer des domaines aussi divers que l'annonce d'une maladie grave, la personne de confiance, les directives anticipées, l'acharnement thérapeutique, le suicide assisté, la fin de vie, la médecine antiâge, la procréation assistée, l'ADN, la recherche sur l'embryon, les nanosciences, l'e-santé, les big data, les robots, l'intelligence artificielle, la médecine hyperconnectée et tant d'autres enjeux…

L'innovation vise à développer les débats multidisciplinaires en référence aux valeurs de l'éthique médicale, toujours dans l'esprit d'une meilleure préparation au métier de médecin. Tel ce séminaire d'éthique sur « Mensonge et vérité » destiné aux étudiants de Saint-Étienne, associant médecins, juristes et philosophes : quelle vérité doit-on au malade en cas de maladie grave ? Que lui dire ? Quand et de quelle manière ? Que dit la loi ? Qui doit annoncer la vérité ? Et donc quelle est la place du médecin de famille dans cette démarche humaniste extrêmement délicate qui devra être adaptée individuellement à l'état psychologique et social de chaque malade ?

Former à l'annonce d'une maladie grave

De telles annonces sont souvent dramatiques, avec des conséquences très graves pouvant aller jusqu'au suicide. L'inquiétude, l'angoisse sont toujours présentes. C'est le ciel qui vous tombe sur la tête surtout lorsque rien ne laissait supposer le drame. En voici un exemple vibrant.

> Un jour d'été dans le Midi, voici cet amateur de catamaran qui jubile. Il affronte avec tempérament un mistral force 6 avec des rafales à 7. Il ramène même sur la plage une véliplanchiste en difficulté.
>
> Une heure plus tard, toujours en bermuda, il ressent soudain une douleur abdominale en coup de poignard. Hospitalisé en urgence, il reçoit le verdict implacable du « grand » chirurgien, formel et fier de son « beau » diagnostic : « Perforation intestinale par un cancer probablement des plus graves. Vous serez mort dans l'année. » Le bilan allait prouver que c'était une perforation de cause bénigne par une sigmoïdite. Ouf ! mais quelle émotion pendant les quelques heures de la condamnation à mort du *catamaran-man* !

Ce coin de ciel bleu chargé d'espoir et sa force de guérison

Et l'espoir dans tout cela, quitte à mentir un peu ? Sur la gravité ? Ou le médecin devrait-il assener tout de suite au malade l'implacable verdict ? Mais qu'attend le malade de l'annonce de la « vérité » ? Surtout… apprendre que sa maladie est bénigne. Et que, si c'est un cancer, qu'il reste un solide espoir de guérir.

Soigner au mieux impose de mobiliser tous les ressorts de l'espoir par humanisme mais aussi pour libérer l'énergie de combattre et multiplier les chances de guérison. Ce « mensonge bienfaiteur » qui consiste à entretenir la « petite fille espérance » (Charles Péguy[1]) n'en est pas un parce qu'il est en lui-même une formidable arme de guerre, levier du combat du malade contre la maladie et la mort, comme nous l'affirmions avec Damien Mascret[2].

Oui, l'espoir est thérapeutique, au même titre que l'empathie.

Briser l'entre-soi des facultés de médecine ! Quelle place pour les « patients-enseignants » ?

De tout temps, des patients ont été invités à conter leur histoire médicale en présence d'étudiants. Qu'ils aient souffert d'un cancer ou du sida, d'un asthme ou d'une dépression, leurs témoignages ont toujours été d'une grande richesse pour enseigner au plus intime les signes de leurs maladies, mais aussi leur ressenti, avec toute l'émotion et la souffrance qui s'y attachent.

Un pas de plus, et l'idée est venue, en Grande-Bretagne et au Canada, de valoriser le rôle de certains patients comme enseignants. Révolutionnaire, si l'on se réfère à l'ancien modèle des facultés, qui avaient le privilège exclusif d'enseigner les savoirs ! Cette contribution pédagogique des malades formés à cela est une réalité depuis plus de vingt ans en Grande-Bretagne.

La France a emboîté le pas à l'initiative de la faculté de médecine Paris-Bobigny (université Paris-XIII). Aujourd'hui, toutes les facultés françaises ont intégré cette institutionnalisation des patients-enseignants formés à transmettre leur expérience de la maladie.

Certains patients-enseignants ont même acquis un statut d'*enseignant vacataire* et sont rémunérés comme tels. Bien entendu, ils sont placés sous la responsabilité des enseignants titulaires, chacun devant rester dans son rôle, à la mesure de sa compétence et de sa responsabilité, les facultés de médecine restant toujours les maîtres d'œuvre de l'enseignement.

CHAPITRE 45

Formation en thérapeutique : exigence et indépendance

Depuis la révolution thérapeutique du milieu du XXe siècle, les médicaments ont bouleversé la vie des habitants de la planète qui ont pu en bénéficier. Et il n'y a pas de plus grande injustice de par le monde que celle de pouvoir disposer ou non des médicaments efficaces, qui font des prodiges, à une condition exigeante cependant : qu'ils soient bien utilisés !

Ce qui va suivre ne doit aucunement occulter les bénéfices des médicaments.

Les accidents sont très rares comparés aux milliards de prescriptions suivies d'effets favorables. Ce chapitre vise à pointer les *dangers des mésusages* des médicaments, causes de nombreux accidents qu'une meilleure formation doit prévenir.

Former inlassablement à la prévention des accidents thérapeutiques[1]

Les accidents médicamenteux : trois à dix fois plus de morts que les accidents de la route !

Responsables d'environ 10 % des hospitalisations dans les services d'urgences des hôpitaux français, les accidents médicamenteux seraient la quatrième ou la cinquième cause de mortalité dans les pays occidentaux ; avec un tiers au moins d'évitables, notamment grâce à une meilleure formation sur le « bon usage » des médicaments, c'est-à-dire la personnalisation d'une prescription rationnelle, adaptée à chaque patient.

Quelques causes de mortalité quotidienne en France

- 10 à 12 par accident de la circulation ;
- **30 à 80 par accident médicamenteux ;**
- 130 par arrêt cardiaque ;
- 130 par complications de l'alcool ;
- 200 dus au tabac (soit un Airbus 320 tous les jours !).

Dès 1992, nous avions souligné la fréquence des hospitalisations pour accident médicamenteux dans les services de médecine interne des CHU français (6,28 % dans notre étude, dont au moins un tiers évitable[2]). Selon d'autres études, un accident médicamenteux serait en cause chez environ 1/5 des personnes âgées reçues par les services d'urgences.

C'est pour poursuivre cette réflexion que monsieur Jacques Barrot, ministre du Travail et des Affaires sociales et monsieur Hervé Gaymard, secrétaire d'État chargé de la Santé et de la Sécurité sociale avaient bien voulu nous confier en 1997 une mission sur l'*Iatrogénie médicamenteuse et sa prévention*[3].

Un rapport de 2003 de la Direction générale de la santé confirmait qu'entre 6 et 10 % des patients hospitalisés l'étaient pour des accidents médicamenteux, soit 128 000 hospitalisations par an pour les seuls hôpitaux publics[4].

Entre 13 000 et 34 000 morts par an !

En 2007, une étude conduite par le Réseau des centres régionaux de pharmacovigilance concluait que « 3,60 % des hospitalisations étaient dues à des accidents médicamenteux », cause en France de « 143 915 hospitalisations » et de « 1 480 885 journées d'hospitalisation » avec « entre 13 000 et 34 000 morts, voire plus », compte tenu des décès non notifiés aux centres de pharmacovigilance[5]. Ces chiffres sont effrayants.

Or, en 2013, dans leur rapport à Marisol Touraine, ministre des Affaires sociales et de la Santé, sur la « surveillance et la promotion du bon usage du médicament en France », Bernard Bégaud et Dominique Costagliola[6] soulignent que « la forte prévalence du mésusage du médicament observé en France découle avant tout d'une formation insuffisante des professionnels de santé dans la prescription et l'utilisation rationnelle des médicaments ».

Allier économie et humanisme !

L'économie réalisée par une prévention efficace des accidents médicamenteux pourrait s'élever annuellement en France à plusieurs dizaines de milliards d'euros. Que de drames évités et que d'économies ! La formation, c'est la clef. Efficacité et humanisme, qui dit mieux ?

Peut-on devenir médecin sans avoir réellement appris la thérapeutique ?

L'enseignement médical a été longtemps centré sur le diagnostic des maladies. Peu de traitements étaient efficaces, il est vrai. Puis vint la révolution thérapeutique du XXe siècle. Que de progrès avec les antibiotiques, la cortisone, les anticoagulants, les psychotropes, la chimiothérapie anticancéreuse… mais aussi l'essor incroyable de la chirurgie et des thérapeutiques non médicamenteuses !

Or, il y a seulement quarante ans, la thérapeutique était encore un enseignement *optionnel* ! Pourquoi cela ? Du fait d'une habitude ancrée dans les facultés de médecine visant à privilégier les enseignements théoriques sur l'apprentissage concret du métier de médecin. Le résultat ? On perdit beaucoup de temps. Des décennies durant, la thérapeutique allait rester à la traîne au point de n'être qu'un enseignement *optionnel* en concurrence avec d'autres optionnels tels que « la médecine des pays en voie de développement » ou encore « l'anglais médical » ! Ne souriez pas, je l'ai vécu.

Une circulaire conjointe du directeur général de la Santé et du directeur de l'Enseignement supérieur en date du 11 juillet 1977 allait, prudemment, « recommander » (!) la mise en place dans chaque faculté de médecine d'un certificat obligatoire de thérapeutique en fin de deuxième cycle. Il devenait « recommandé » de former les étudiants à soigner les malades autrement qu'en consultant le dictionnaire *Vidal®* !

Un combat historique !
Création de l'Association pédagogique nationale pour l'enseignement de la thérapeutique (APNET)

C'est dans ce contexte d'une carence inouïe de la formation en thérapeutique que les enseignants de cette discipline allaient s'allier pour créer l'APNET (*Journal officiel* du 29 décembre 1978) – que j'ai eu l'honneur et la joie de présider pendant vingt ans – afin de placer la thérapeutique au cœur de la formation médicale. D'autres enseignants y contribuèrent naturellement, notamment les professeurs de médecine interne, dont la mobilisation fut précieuse.

Apprendre concrètement à guérir et à soulager les patients allait cesser d'être un simple accessoire de théâtre plaqué sur les colonnes du temple de la médecine fondamentale ! Si loin des malades…

Création d'un certificat de synthèse clinique et thérapeutique (CSCT), enfin obligatoire

Victoire ! Ce CSCT allait enfin être créé. Soulignons qu'à côté des enseignants les étudiants ne furent pas en reste. D'ailleurs, significative est cette banderole « Thérapeutique, connais pas ! » tenue tel un étendard par des étudiants en médecine en grève défilant dans Paris et réclamant à cor et à cri un enseignement obligatoire de thérapeutique !

Cette alliance des enseignants et des étudiants fut un moment historique de ce combat épique mené pour ce bel idéal : mieux former à soigner et à guérir les malades.

Suppression du séminaire sur les accidents médicamenteux et leur prévention

Stupeur ! En 2007, nouvel épisode de la saga avec la suppression par les ministres du séminaire prioritaire sur « les accidents médicamenteux et leur prévention », promu par l'arrêté du 29 mars 2001. Séminaire décisif ! Et voilà qu'il allait être supprimé et remplacé par la « préparation aux grandes menaces sanitaires : pandémies et risques nucléaire, radiologique, bactériologique et chimique[7] » ! L'intérêt de cet enseignement est indiscutable. Mais comment le lier à la suppression du séminaire destiné à prévenir les accidents des médicaments ?

Comme aurait pu dire La Fontaine : « Dans un chemin montant, sablonneux, malaisé… » semé d'embûches, une formation *obligatoire* à la thérapeutique se fit une place.

Suppression du certificat de synthèse clinique et thérapeutique (CSCT)

Puis, nouveau coup de théâtre : la suppression, elle aussi inattendue, du « Certificat de synthèse clinique et thérapeutique », nouveau coup porté au bon usage sécurisé des médicaments.

Les examens de médecine continuaient à évaluer surtout les savoirs théoriques.

Il fallait un changement de cap : recentrer les formations et les validations sur les *capacités de jugement et de décision des étudiants en présence de malades réels ou simulés (cas cliniques)* ; avec ce que cela comporte d'analyse objective des données, des facteurs en présence et des incertitudes.

Heureusement, création du Certificat de compétence clinique !

Grande avancée aujourd'hui : les facultés renforcent à nouveau l'apprentissage de la compétence concrète du futur médecin avec la création d'un « Certificat de compétence clinique » prometteur, comme nous l'a confirmé le professeur Jean-Luc Dubois-Randé, président de la Conférence des doyens des facultés de médecine. Nous y reviendrons plus loin.

Apprendre à savoir prescrire, proscrire et... déprescrire

La France est l'un des pays d'Europe au sein desquels la prescription médicamenteuse est la plus importante, entre autres en psychotropes : 80 % des consultations donnent lieu à une rédaction d'ordonnance contre 70 % en Allemagne et 43 % aux Pays-Bas.

Or tout excès de prescription a un impact iatrogénique mais également économique. Et il n'est pas indispensable de prescrire un médicament à chaque consultation. La prescription peut se limiter à des traitements non médicamenteux : exercice physique, diététique, conseils d'hygiène de vie... Cependant, en toutes circonstances, le médecin devra savoir prescrire le traitement *approprié à ce malade unique*, en fonction des données de la science.

Mais il doit aussi penser à *proscrire* les médicaments dangereux en fonction de l'évaluation de leurs bénéfices/risques chez *ce* patient donné : tout un art, autant qu'une science[8] !

Déprescrire un traitement inutile et dangereux peut sauver la vie !

J'ai signé dans *La Presse médicale* en 2004 le premier article indexé comprenant le mot « déprescrire » dans le titre, qui s'intitulait « La thérapeutique est aussi la science et l'art de déprescrire ». L'emploi du mot « déprescrire » m'avait d'ailleurs été initialement refusé par l'éditeur de la revue arguant du fait que « déprescrire » ne figurait pas dans les dictionnaires y compris celui de l'Académie française. « Déprescrire » figure désormais, heureusement, dans le *Dictionnaire médical* de l'Académie nationale de médecine.

Le médecin doit acquérir la science et l'art de *déprescrire*, selon ce mot que nous avons introduit et vaillamment défendu[9]. *Déprescrire* a pour but d'éviter la poursuite de traitements inutiles ou devenus tels, en outre parfois inutilement dangereux. Les exemples foisonnent : tels les médicaments psychotropes, anxiolytiques ou hypnotiques, dont la prise ne doit pas être abusivement prolongée, sauf indication justifiée. C'est le cas aussi des traitements anti-inflammatoires dont la prise prolongée peut exposer à des risques graves d'hémorragie ou d'atteinte rénale. À dire vrai, la durée d'un traitement fait fréquemment débat, faute de données scientifiques précises et compte tenu des incertitudes liées à la personnalisation de chaque traitement. C'est une grande difficulté de la médecine que de déterminer la bonne durée de certains traitements. Les psychotropes en sont un bon exemple. Bien prescrire exige de savoir adapter la durée de la prescription aux référentiels mais aussi au suivi de chaque patient : quelle est chez *ce* malade la bonne durée, ni trop courte ni trop longue ? C'est parfois loin d'être évident.

« Docteur, je suis venu pour mon renouvellement d'ordonnance »

« Il y a mes médicaments pour ma tension et ceux pour ma prostate. Mais je sais que je manque de fer et de magnésium. Et puis, un petit tranquillisant m'aiderait à supporter ma pauvre femme qui est bien malade. Et surtout n'oubliez pas de me marquer mon hypnotique ! »

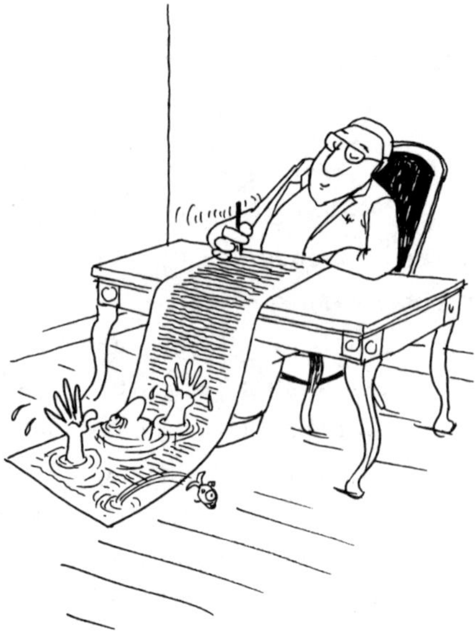

Figure 8. Dessin de Piem, *in* P. Queneau, G. Ostermann, P. Grandmottet, *La Douleur à bras-le-corps, op. cit.*
« L'ordonnance-fleuve » du docteur Piem risque de noyer le malade sous un excès dangereux de médicaments inutiles.

Éviter la surprescription, c'est-à-dire l'excès de médicaments inopportuns, on enseigne ça depuis des lustres dans les facultés, mais il faut toujours y revenir. Et insister encore sur cet acte fort de la médecine consistant à *déprescrire* les médicaments inutiles (voir fig. 8, « L'ordonnance-fleuve » du docteur Piem !).

Déprescrire s'impose notamment chez les personnes âgées qui consomment de nombreux médicaments prescrits ou autoprescrits, source d'accidents et de surcoûts considérables : surcoûts directs liés à la surconsommation de médicaments, mais également surcoûts indirects, liés au coût des accidents induits par ces médicaments.

Le rôle de chef d'orchestre du médecin généraliste est capital pour *déprescrire* les traitements inutiles.

Le risque zéro n'existe pas, et l'aspirine peut tuer !

Exceptionnel ? Heureusement ! Mais il est vrai que des accidents graves peuvent survenir avec la prise de « simples » anti-inflammatoires, ceux-là mêmes que, parfois, nous prenons pour calmer nos douleurs, nos lombalgies, notre arthrose ! Plus d'une centaine de morts par an en France ? Ce qui ne contre-indique pas la prise d'anti-inflammatoires, mais impose leur *bon usage*. L'étudiant doit apprendre ce qu'est un « malade à risques » et les précautions à prendre avant de prescrire tout traitement, ce qui peut conduire à prendre à bon escient et en toute humilité les conseils qui s'imposent de la part d'autres confrères spécialistes.

> « Le bon médecin est celui qui connaît les limites de son savoir et de son savoir-faire » (docteur Pierre Tajfel).

Ces enjeux sont majeurs, voire vitaux, parce que le traitement choisi peut être efficace ou non, bien ou mal toléré, source de complications parfois graves.

Quelle responsabilité pour le médecin ! Les protocoles et les algorithmes sont d'une aide infiniment précieuse. Nous en sommes les premiers défenseurs. Mais aucun ne peut être appliqué à l'aveugle. Il leur faut un pilote averti connaissant le malade. Ce pilote averti, c'est le médecin.

L'ordinateur fournit les données scientifiques. Il est précieux en cela. Mais l'ordinateur ne pense pas et ne décide pas. C'est pourquoi il est irresponsable. C'est le médecin qui décide et assume la responsabilité de la réussite du traitement, mais aussi de son échec ou de l'accident éventuel.

> Mon regretté ami le professeur Pierre Minaire me contait, ravi, qu'au fronton d'une salle de conférences de la vénérable Université Stanford (États-Unis) figurait il y a plus de vingt ans déjà ce sage avertissement :
> « Tout médecin qui penserait pouvoir être remplacé par un ordinateur… devrait l'être… par un médecin compétent. »

Former à l'esprit critique et à la thérapeutique « sur mesure »

Face à la panoplie des traitements disponibles, il faut enseigner la science et l'art de choisir la meilleure stratégie de traitement en fonction des niveaux de preuves scientifiques, des algorithmes et des recommandations de bonnes pratiques cliniques authentifiées par la communauté scientifique. En outre, il faut former l'étudiant à l'esprit critique : par exemple, ne pas privilégier systématiquement la dernière nouveauté, comme le souligne René Mornex dans son rapport à l'Académie « Améliorer la pertinence des stratégies médicales[10] ».

L'art du « sur-mesure »

La santé publique travaille utilement au regroupement des malades pour les bienfaits de l'épidémiologie. Mais, *in fine*, il n'existe ni *malade universel* ni *malade moyen*. Il n'y a que des malades uniques, pour lesquels tout traitement doit être *personnalisé* à tout moment de leur maladie, en fonction de leur état de santé global et de leur contexte de vie. Par exemple, il faut enseigner à adapter la posologie des médicaments suivant l'état fonctionnel du rein, leur principal émonctoire, qui s'altère avec l'âge. Sinon, risque d'accidents par surdosages.

L'apprentissage du *sur-mesure* doit être un leitmotiv de la formation !

> « Il n'existe *ni malade universel* ni *malade moyen*. Il n'y a que des *malades uniques*, pour lesquels tout traitement doit être personnalisé. Le sur-mesure doit être au cœur de la formation » (Patrice Queneau).

Le « réflexe iatrogène »

La médecine impose la réflexion et l'humilité. La recherche de la cause d'un accident médicamenteux amène à se poser les bonnes questions. S'agit-il d'une erreur, d'une imprudence, d'un aléa ?

Voici un malade âgé qui fait des chutes. Il faut aussitôt se demander : prend-il un ou plusieurs traitements qui pourraient être en cause, par exemple des psychotropes ou des médicaments qui font baisser la tension artérielle ? Ou est-il victime d'interactions médicamenteuses ? Chaque fois, il faut avoir ce bon réflexe, que je propose d'appeler « réflexe iatrogène », c'est-à-dire le réflexe de penser à une cause médicamenteuse devant presque tout symptôme, récent ou non. Que de drames évités si l'on met en pratique ce « réflexe iatrogène » en temps utile !

Indépendance de la formation : attention danger !

Il faut former l'étudiant à faire preuve de vigilance vis-à-vis de tout écrit scientifique ou pédagogique et à vérifier s'il existe des liens d'intérêts ou *a fortiori* des conflits d'intérêts. Les résultats d'une étude publiée dans le *British Medical Journal* du 17 janvier 2017[11] sont impressionnants : quand l'auteur a un *lien d'intérêts* avec l'industrie pharmaceutique, la probabilité que le résultat d'un essai thérapeutique soit positif est presque *multipliée par trois*. C'est la raison pour laquelle existent en faculté un enseignement et une épreuve de « lecture critique d'article ». C'est très important.

Car l'économie moderne et la concurrence imposent aux industriels la double règle de la recherche de l'innovation d'une part et d'autre part de sa rentabilité, y compris à court terme. Et l'industrie pharmaceutique est dans son rôle lorsqu'elle cherche, trouve et commercialise de nouveaux médicaments. Combien de découvertes depuis un siècle ! Et comment ne pas se réjouir de tout ce qui stimule la recherche et conduit à accentuer le progrès ? Mais comment distinguer la véritable innovation de l'accessoire, voire du gadget marketing ? Seule la formation à l'esprit critique est un gage d'exigence et d'indépendance, vertus cardinales de la vérité scientifique. Les étudiants la souhaitent et c'est heureux. Ainsi, l'Association nationale des étudiants en médecine de France (ANEMF) s'inquiète des « liens flous qu'entretiendraient certains enseignants de médecine avec l'industrie ». Mais attention à ne pas généraliser ! Attention à respecter les liens dynamisants et transparents entre les scientifiques et les industriels.

Aujourd'hui, heureusement, toute publication scientifique référencée fait l'objet de la part des auteurs d'une déclaration des liens d'intérêts. Transparence toute !

Manque de crédits publics pour la recherche sur les médicaments

Question primordiale : pourquoi cette insuffisance de crédits publics, notamment de la part des grandes structures de recherche (l'Inserm...) pour soutenir la recherche sur les médicaments ? Il faut se rendre à l'évidence : les études concernant les nouveaux médicaments sont majoritairement financées par les laboratoires pharmaceutiques. C'est un fait. Mais le suivi de la « vraie vie » du médicament impose de s'interroger en permanence sur son bénéfice réel et sur sa tolérance. Cette recherche appelle des travaux indépendants de toute pression financière. S'il est utopique de récuser tout soutien financier privé, les *partenariats mixtes publics/privés* doivent être privilégiés. D'où l'importance des crédits publics, tels ceux des Programmes hospitaliers de recherche clinique (PHRC) attribués sans complaisance sur des programmes de recherche exemplaires. Comme tout chercheur, tout étudiant doit être sensibilisé à respecter strictement cette impérative indépendance scientifique par rapport aux financeurs des travaux.

Au total, la formation initiale en faculté, comme la formation continue plus tard, doit être inattaquable, incontestable, exemplaire, exempte de tout reproche possible concernant son objectivité. Elle doit être scientifique, indépendante et éthique. La *formation en pharmaco-thérapeutiq*ue, notamment, doit être améliorée et faire l'objet de validations spécifiques et exigeantes, portant sur des situations cliniques concrètes.

L'éducation thérapeutique du patient

Un seul clic, et le malade sait tout de sa maladie ?

Internet, c'est le miracle ou le grand chaos, la grande confusion. On y trouve des millions d'informations : plusieurs millions de pages sur le cancer du sein ! Mais, de fait, ces informations sont-elles scientifiquement validées ? On peut être tenté de privilégier celles que l'on a envie d'entendre et accréditer ainsi des inepties. Or certaines sont dangereuses. C'est le cas des vaccinations : certaines affirmations mettent en péril la santé des populations. Comment oublier ces fléaux qu'ont été la tuberculose, la poliomyélite et tant d'autres ? Notre santé n'a pas de prix ? Alors ne la confions pas hâtivement à ce qui n'est pas scientifiquement prouvé. Internet peut être utile ? Bien entendu ! Mais à une condition formelle : ne se fier qu'aux informations sérieuses et signées que l'on trouve notamment sur les sites officiels des professionnels : sites de la Haute Autorité de santé (HAS), de l'Agence de santé publique, des Collèges de spécialistes, les plus qualifiés pour fournir des données et des recommandations réellement crédibles. On peut y inclure aussi les données signées et validées par d'autres professionnels identifiés. Un conseil d'ami : n'accorder qu'une confiance relative à tout ce qui ne provient pas d'une source sûre ! Et comme le dit si sagement Mark Twain : « Le danger, ce n'est pas ce qu'on ignore, c'est ce que l'on tient pour certain et qui ne l'est pas. »

La démocratie sanitaire n'est pas synonyme d'anarchie. C'est souvent le médecin généraliste, médecin de proximité, qui rectifiera le tir et ramènera le patient à la raison.

Aujourd'hui, le citoyen est très informé sur la médecine. Il est même surinformé, avec le risque d'être mal informé, voire désinformé par des sources erronées. Certaines sont à la solde de marchands d'illusions et de leurres, ou de diseurs de bonne aventure. Devenus malades, nous sommes tous vulnérables. Attention à ces faux prophètes qui font main basse sur la maladie et la souffrance !

Le médecin généraliste joue ici un rôle majeur pour transmettre une information fiable et objective, compréhensible et bien comprise par le malade ! Faut-il le rappeler ? une information sur la santé n'est jamais « neutre ».

« Pair-aidance »

En France, depuis quelques années, les Agences régionales de santé (ARS) reconnaissent la contribution des patients à l'éducation thérapeutique dans de nombreux domaines (diabète, asthme, maladies rhumatismales, mais aussi certaines affections psychiatriques…). Ces formes d'entraide puisent leur légitimité dans les mouvements de *pair-aidance* qui valorisent les savoirs issus de l'expérience de la maladie. Il faut souligner combien l'altruisme des patients est souvent impressionnant.

Le malade copilote de son traitement

Le malade d'aujourd'hui affiche une volonté affirmée de comprendre sa maladie et son traitement, lequel doit avoir un *sens* pour lui. Mais il demande davantage : participer à la gestion de son traitement comme une personne active, un coexpert, un copilote formé, sous la direction de son médecin, bien entendu. Ce copilotage interactif favorise l'observance du traitement et son succès. Ainsi, un malade déterminé à lutter contre son cancer augmente ses chances de victoire. Un diabétique éduqué évitera nombre de complications. Il en est de même pour tous les autres patients. Là aussi, l'accompagnement du médecin de famille trouve tout son sens.

Évidemment, la solution n'est pas de jeter à la figure du patient des statistiques (parfois contradictoires) pour qu'il décide lui-même et seul de son traitement. Plutôt que de lui distiller la longue liste de toutes les complications possibles du traitement, l'essentiel est dans « l'information loyale, claire et appropriée sur son état » que le médecin doit à son patient pour « les investigations et les soins qu'il lui propose », selon l'article 35 du *Code de déontologie médicale*, qui précise ensuite que, « tout au long de la maladie, il tient compte de la personnalité du patient dans ses explications et veille à leur compréhension ». Qui connaît le mieux le malade que son médecin traitant ?

Toute décision thérapeutique doit être pesée avec un soin infini. Elle doit être personnalisée et clairement expliquée au malade. Le généraliste joue ici aussi un rôle essentiel dans cette tâche d'éducation thérapeutique du malade et de son entourage, gage d'efficacité et de sécurité du traitement.

Efficacité de l'information par l'assurance-maladie relayée par les généralistes

Le dépistage précoce du cancer du sein en est une preuve. Les faits sont édifiants : actuellement en France, une femme sur huit développe un cancer du sein au cours de sa vie. Détecté très tôt, ce cancer guérit neuf fois sur dix. Or, malgré le doublement des nouveaux cancers du sein entre 1980 et 2000, la mortalité a très peu augmenté grâce au dépistage précoce et à l'amélioration des traitements (Site Internet : ameli.fr., rubrique : « Votre prévention »).

Ce dépistage, mis en place par l'assurance-maladie, rappelle tous les deux ans aux femmes âgées de 50 à 74 ans, les plus exposées, la nécessité d'une mammographie. Le centre de dépistage adresse au médecin prescripteur le résultat écrit de ce bilan radiologique (mammographie et si besoin échographie). Dans le même temps, le centre invite la patiente à communiquer son dossier radiologique à son médecin traitant, qu'il ait été prescripteur de ce bilan ou non.

Ce dépistage est relayé par les médias et fait l'objet d'une information nationale (« Octobre rose »).

Les médecins généralistes font d'ailleurs l'objet tous les ans d'une évaluation individuelle de leur implication dans ce dépistage. Celle-ci compare le nombre de femmes concernées et celui des femmes ayant effectué leur mammographie. Ce résultat, pris en compte dans la rémunération sur objectifs de santé publique (ROSP), reconnaît l'importance du rôle des généralistes dans ce dépistage.

CHAPITRE 46

Enseigner et évaluer la compétence ?

« La seule autorité possible est fondée sur la compétence. »

Michel SERRES.

La question est-elle provocatrice ? Aucunement. Allons à l'essentiel. Qu'est-ce que la finalité première de la médecine ? Guérir et soulager les malades ? En effet. Alors, les facultés de médecine doivent être des « Écoles de formation » des futurs soignants à la science et à l'art de guérir et de soulager.

Les facteurs de la décision médicale

Le schéma ci-après (d'après G. Llorca[1]) illustre la fréquente complexité de la décision médicale : à côté « des données acquises de la science » interviennent de multiples facteurs : psychologiques, médico-légaux, mais aussi économiques et politiques, sans méconnaître les dimensions culturelles et religieuses qui imprègnent certaines décisions.

FACTEURS INFLUENÇANT LA DÉCISION MÉDICALE

(D'après P. Queneau et D. Mascret, *Le malade n'est pas un numéro !*)

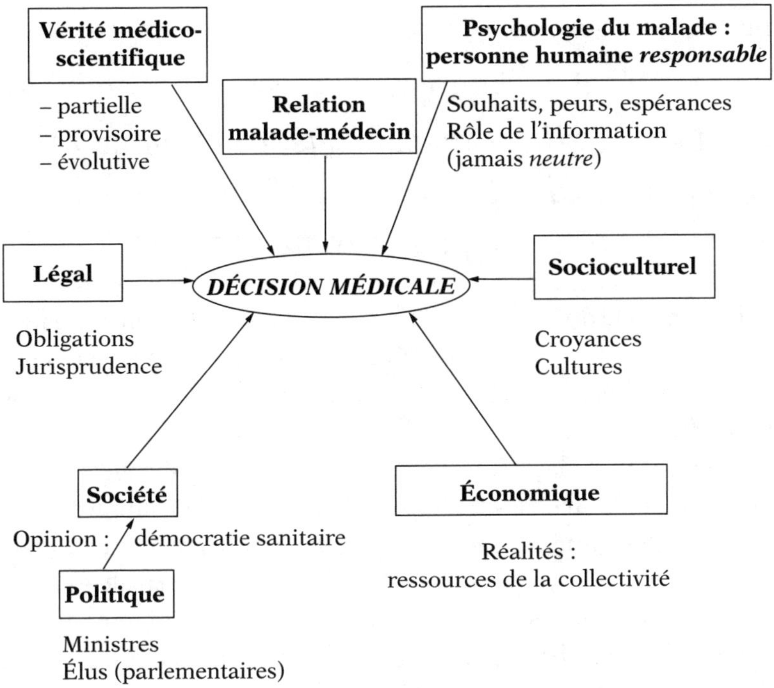

Il n'y a pas de formule magique. Le médecin doit rechercher par le dialogue cet « accord mutuel librement consenti » qui respecte la volonté du malade.

De la difficulté des choix dans les situations d'incertitude

L'exemple du cancer de la prostate est significatif : faut-il opérer ? Quand ? Faut-il préférer la radiothérapie ou la seule surveillance ? Et *in fine* QUI en décide ? L'urologue, le médecin généraliste, le malade ? Le conseil du généraliste peut être précieux lorsque les preuves scientifiques sont entachées d'incertitudes, cas fréquent. Or c'est le cas avec le cancer de la prostate, comme le démontre une étude parue dans le prestigieux *New England Journal of Medicine*[2] qui compare le pronostic à dix ans (guérison, effets indésirables, vécu et qualité de vie des patients) du cancer localisé de la prostate suivant qu'il est traité par la chirurgie, la radiothérapie ou par la seule surveillance rapprochée du patient sans autre traitement.

Le « certificat de compétence clinique » national d'entrée dans le troisième cycle, prérequis pour devenir interne

Créé par arrêté du 8 avril 2013, ce « certificat de compétence clinique » est destiné à « vérifier les compétences acquises par les étudiants, et leur capacité à synthétiser les connaissances acquises. Le jury de ce certificat est pluridisciplinaire[3] ».

Son objectif est clair : former à la compétence et l'évaluer par l'examen clinique de malades réels (avec leur accord) ou simulés (le rôle du malade étant joué par un tiers). L'étudiant présente au jury l'analyse puis la synthèse des symptômes qu'il a relevés chez le malade. Il évoque ensuite les hypothèses diagnostiques, les bilans complémentaires à demander le cas échéant, enfin les traitements immédiats et à venir.

La vraie vie de la médecine ! C'est celle des vrais malades à soigner avec une vraie compétence.

Ainsi, à Saint-Étienne, « l'étudiant est confronté à des situations *de vraie vie médicale* devant des acteurs formés avec des scénarios préétablis. L'objectif est de le pousser non pas à “recracher” ses connaissances mais de voir comment il se comporte devant une situation humaine, avec ses difficultés propres. Les retours des étudiants sont excellents. On nous a même reproché que cet examen n'ait pas lieu aussi en fin de premier cycle pour l'aspect sémiologique, ce qui a été ajouté cette année ! », nous confie le professeur Laurent Bertoletti, l'un de mes fils spirituels stéphanois, engagé dans l'organisation de ce certificat. On pourra noter que cette dernière innovation conforte notre plaidoyer pour remédicaliser et réhumaniser le concours d'entrée en médecine.

Rien ne vaut l'oral !

Voilà qui va permettre d'apprécier la capacité de jugement et de décision d'un étudiant, comme au Canada et aux États-Unis. Il faut pouvoir dire à un étudiant de fin d'études ayant fourni une réponse dangereuse pour le malade : « Vous venez de tuer votre malade, vous reviendrez à la prochaine session d'examen ! »

Merci à notre ami, le doyen Jean-Luc Dubois-Randé, président de la Conférence des doyens des facultés de médecine, d'avoir soutenu avec tant de vigueur, au nom de la Conférence des doyens, ce nouveau « certificat de compétence clinique ». Il faut espérer qu'il sera bientôt un prérequis pour tout étudiant français ou étranger pour devenir interne.

« Permis de prescrire »

J'ai toujours demandé que les examens de faculté soient des examens de compétence, prérequis avant de se présenter à un vaste examen final de compétence professionnelle conduisant à la délivrance d'un authentique « permis de prescrire », pour lequel nous écrivions avec Damien Mascret en 2004 un vif plaidoyer[4].

Le mot n'a pas été retenu. Je le regrette un peu car je pensais que c'était un beau symbole fondateur des responsabilités de l'interne et du médecin. Nul doute que le nouveau « certificat de compétence clinique » corresponde à cet objectif, dès lors qu'il s'appuie sur un module spécifique destiné à l'apprentissage de « mieux prescrire », selon ce vocable qui fut le titre d'une réunion solennelle de l'APNET tenue en 1997 au Sénat sous ma présidence[5].

Éthique et thérapeutique

Le médecin n'est ni un chaman, ni un sorcier, ni un prêtre, ni un devin, ni un dieu. Il est un praticien s'efforçant de mettre sa compétence au service du patient avec le plus d'humanisme possible, dans le souci d'optimiser les soins à chaque malade à chaque moment de sa maladie.

C'est dans cette quête qu'en 1999 Jean-Marie Mantz, Pierre Grandmottet et moi avions tenu à regrouper des témoignages européens au sein d'un livre *Éthique et thérapeutique*[6] avec l'honneur de bénéficier d'une préface de madame Noëlle Lenoir, ancienne ministre des Affaires européennes, et une postface du professeur Jean Bernard, membre de l'Académie française.

La formation de deuxième cycle est parasitée par la préparation aux épreuves classantes nationales (ECN)

C'est ce que révèle un rapport de l'Inspection générale des affaires sociales (IGAS) et l'Inspection générale de l'administration, de l'Éducation nationale et de la recherche (IGAENR).

Outre l'hétérogénéité des stages suivant les facultés, le rapport souligne que la dernière année du deuxième cycle, celle pendant laquelle les étudiants préparent les ECN, est l'objet d'une désaffection des stages et d'un absentéisme regrettable.

Au total, ces stages de fin de deuxième cycle sont victimes de la préparation aux ECN. C'est une raison supplémentaire de devoir réorganiser la fin du deuxième cycle et les modalités d'entrée en troisième cycle.

CHAPITRE 47

Le scandale des internes incompétents !

En France, l'entrée en troisième cycle des études médicales correspond aux fonctions d'interne dans les hôpitaux et chez des médecins libéraux maîtres de stage universitaires. Elle se fait en se présentant aux « épreuves classantes nationales » (ECN), qui ne sont *ni un examen ni un concours, mais simplement un classement* pour choisir sa spécialité d'internat et sa région d'affectation. Les étudiants de l'Union européenne (UE) ayant validé leurs deux premiers cycles d'études médicales dans un autre pays que la France peuvent se présenter à ces épreuves classantes nationales pour lesquelles il n'y a *pas de note éliminatoire*.

Or, comme le souligne Michel Huguier, Dominique Bertrand et Gérard Milhaud dans leur rapport de 2017 à l'Académie de médecine *Les Accès à l'exercice de la médecine en France*[1], des internes sont nommés à l'issue de ces épreuves classantes malgré un niveau de compétence très insuffisant, certains ne parlant en outre pas le français. Ces internes, français ou étrangers, ont pour la plupart effectué leurs études dans un autre pays de l'UE que la France. Aux ECN de 2014, seuls 25 % des étudiants à diplôme européen obtenaient la moyenne (500 points sur 1 000). Et, aux ECN de 2015, ils n'étaient que 10 %.

Ainsi peut-on être nommé interne avec la note de zéro aux ECN, puisque « tout étudiant formé dans une université européenne, français ou étranger, parlant ou non notre langue, peut s'y présenter et contourner ainsi le *numerus clausus* en accédant sans limitation à l'exercice médical dans notre pays », comme le souligne le doyen Jacques Bringer[2].

La Conférence des doyens demande en vain une réforme que le respect des malades impose. Le blocage pourrait être lié à une réglementation de l'UE selon laquelle « tout étudiant qui a validé son deuxième cycle des études médicales dans un État membre de l'UE peut accéder au troisième cycle dans un autre État membre de l'UE ».

Valider le certificat de compétence clinique

En France, le niveau de compétence préalable aux inscriptions aux épreuves classantes nationales est évalué par la réussite au certificat de compétence clinique (CCC) national de fin de deuxième cycle[3]. Mais un tel niveau de compétence n'est pas exigé dans les autres pays de l'UE, d'où la possibilité de se présenter aux ECN et donc d'être nommé interne sans une compétence vérifiée par une université française[4], d'où des internes incompétents ! Scandale ! Inacceptable : les malades ont droit au respect et à la qualité des soins ! Toute menace à cet égard est intolérable.

Heureusement, l'Académie nationale de médecine vient d'exprimer cet appel solennel dans sa séance du 27 juin 2017[5].

Appel de l'Académie nationale de médecine. Communiqué de P. Queneau, J. Bringer et F. Brunelle (au nom de la Commission XV, 27 juin 2017)

« L'Académie nationale de médecine lance un appel pour la mise en place rapide d'un dispositif impliquant que tout candidat, français ou étranger, ayant effectué son deuxième cycle d'études médicales en France ou dans tout autre pays de l'UE ne puisse s'inscrire aux ECN qu'après avoir validé le certificat de compétence clinique national. »

CHAPITRE 48

Le diplôme d'études spécialisées de médecine générale

Créée en tant que spécialité à part entière en 2004[1] au même titre que les autres spécialités médicales, la spécialité de médecine générale vient de faire l'objet d'un nouveau mode d'organisation défini dans deux arrêtés ministériels d'avril 2017[2].

Le diplôme d'études spécialisées (DES) de médecine générale « vise à certifier l'ensemble des six compétences » pour l'exercice de la médecine générale :

- premiers recours, urgences ;
- relations, communication, approche centrée patient ;
- approche globale, prise en compte de la complexité ;
- éducation, prévention, santé individuelle et communautaire ;
- continuité, suivi, coordination des soins autour du patient ;
- professionnalisme.

D'une durée de trois ans, ce DES associe des enseignements théoriques et des stages : en médecine générale, en médecine d'urgence, en médecine polyvalente, en pédiatrie, en gynécologie, et enfin en dernière année, sous la forme d'un « stage en soins en autonomie supervisée » (SASPAS) accompli auprès de maîtres de stage des universités. Pendant ces stages, les étudiants sont confrontés aux situations cliniques de la médecine générale avec une autonomisation progressive au fil des trois ans. En outre sont abordés les problèmes de santé concernant l'enfant et l'adolescent, la sexualité, l'histoire familiale, la souffrance liée au travail, les patients difficiles et/ou exigeants, les problèmes sociaux mais aussi les aspects légaux, déontologiques et juridiques des malades et des maladies[3].

La filière universitaire de médecine générale (FUMG)

Créée en 2004[4], ouverte aux généralistes s'engageant à enseigner tout en poursuivant une activité en soins ambulatoires, *condition sine qua non*, cette filière est effective depuis les premières nominations d'enseignants titulaires en 2009. Au 1er janvier 2015, 14 207 étudiants étaient inscrits en troisième cycle de médecine générale. La FUMG poursuit un développement actif requérant des renforts en enseignants notamment en maîtres de stage des universités[5]. L'absence de planification évoquée dans le « Rapport Druais » (2015) aggrave l'hétérogénéité entre les trente-cinq départements de médecine générale (DMG) et constitue une forte préoccupation pour l'avenir de la formation en médecine générale.

Les « praticiens agréés-maîtres de stage des universités »

En effet, la formation pratique en stages ambulatoires s'effectue auprès de « praticiens agréés-maîtres de stage des universités » et sous leur responsabilité, selon la récente réforme du troisième cycle des études médicales[6].

Malheureusement, le nombre de stages proposés pour valider ce DES reste insuffisant au moment même où les besoins en médecins généralistes se sont beaucoup accrus.

Pour faire acte de candidature à ce statut, les médecins généralistes volontaires doivent apporter la preuve d'une expérience confirmée, d'une pratique exclusive de la médecine générale et d'une formation continue régulièrement suivie. Ils bénéficient ensuite d'une formation spécifique avant de pouvoir recevoir des étudiants de deuxième cycle et des internes en médecine générale.

Porter le DES à quatre ans ?

Le DES actuel dure trois ans. En concordance avec le Collège national des généralistes enseignants (CNGE) et le Collège national des médecins généralistes, l'Académie de médecine propose de porter le DES de trois ans à quatre ans, selon le Rapport de C. Jaffiol, P. Godeau et B. Grosbois[7].

Cette perspective d'une telle quatrième année du DES vise évidemment à fortifier la compétence indispensable à l'exercice de la médecine générale, spécialité clinique beaucoup plus difficile que ne le croit souvent l'opinion, et à haut niveau de responsabilité, nous l'avons maintes fois souligné.

Cette proposition d'extension du DES de médecine générale à quatre ans fait l'objet de débats en cours au sein de la profession, de l'Université et des instances ministérielles.

Quoi qu'il en soit, notre priorité est de médicaliser et d'humaniser le premier cycle et le concours d'entrée en médecine. Et il n'est pas illusoire de penser que l'on puisse par là-même gagner une année de formation réellement médicale.

Un portfolio numérique national pour tous les étudiants en médecine

Souhaité par la Conférence des doyens et les Collèges des spécialités médicales, ce portfolio permettra de retracer le parcours des internes et l'acquisition des compétences professionnelles, enjeu majeur de la réforme du troisième cycle.

Ce portfolio sera intégré à la plateforme de l'université numérique francophone des sciences de la santé et du sport (UNF3S) qui s'apprête à faire peau neuve.

Un cahier des charges du portfolio pour chaque spécialité a été mis en place pour la médecine générale comme pour les autres spécialités.

CHAPITRE 49

Alerte sur la santé des étudiants et des jeunes médecins

Idées suicidaires, burn-out, alcool, médicaments[1]...

Avec cinq suicides d'internes entre janvier et juin 2017, on ne peut plus ignorer le poids des risques psychosociaux chez les futurs médecins. Les résultats d'une enquête nationale menée par les organisations d'étudiants, d'internes et de jeunes médecins (encadré ci-dessous) portant sur 21 768 répondants et dévoilée en juin 2017, fournissent des chiffres alarmants. 66 % d'entre eux souffrent d'anxiété contre 26 % pour l'ensemble des citoyens français. Presque 28 % de ces soignants ont traversé un épisode de dépression, contre 10 % dans la population globale. Enfin, 23,7 % ont déjà eu des idées suicidaires, tandis que 3 % d'entre eux ont déjà fait une tentative.

Répartition des répondants à l'enquête nationale sur la santé mentale des étudiants et jeunes médecins

21 768 répondants dont :
- 4 255 étudiants de premier cycle ;
- 8 725 étudiants en deuxième cycle ;
- 7 631 étudiants de troisième cycle ;
- 1 157 chefs de clinique et assistants.

De même, d'après la thèse du docteur Alban Danset[2], réalisée à partir d'externes en médecine de Tours et de Paris-VII-Diderot, un étudiant sur cinq a eu déjà des idées suicidaires, à Tours comme à Paris ; 70 % d'entre eux présentent un ou plusieurs symptômes de burn-out. Nombreux sont ceux qui consomment des psychotropes, du cannabis, voire des drogues dures (9 à 15 %).

L'« enfer » des stages hospitaliers ?

« J'ai choisi ce métier pour la collégialité et le partage entre collègues et je vois tout l'inverse à l'hôpital. » « On rencontre beaucoup de chefs qui nous humilient durant les visites et les staff », se plaignent les étudiants, faisant écho au livre de Valérie Auslender *Omerta à l'hôpital. Le Livre noir des maltraitances faites aux étudiants en santé*[3].

Ancien doyen de faculté, il m'est impossible de rester insensible à la détresse de nombreux étudiants en médecine. Certes, ce n'est pas nouveau, et les générations passées ont connu de difficiles épreuves au cours de leurs études de médecine, longues et éprouvantes, sur le plan scientifique et émotionnel. Rencontrer la mort en face n'est pas neutre !

La formation a-t-elle tendance à broyer ses futurs médecins ?

La morale de cette histoire, si l'on peut dire, est que nos étudiants en médecine sont malmenés entre des programmes trop chargés en sciences fondamentales (souvent austères !) et l'apprentissage déshumanisé du métier de médecin. En tout cas, je suis convaincu qu'il manque dans les études de médecine actuelles un apprentissage de la gestion du stress, professionnel et relationnel. Une meilleure insertion des étudiants, de même que des groupes de paroles (groupes Balint ou autres) sont ici essentiels.

Compagnonnage

Je me souviens de ce conseiller du ministre de l'Éducation nationale qui ironisait sur mon emploi fréquent du mot « compagnonnage », qu'il tenait pour obsolète à l'heure du numérique et de la simulation. Rien n'est plus faux. L'étudiant a appris, apprend et apprendra sa médecine et sa relation au malade en étant valorisé au sein de cette relation triangulaire quotidienne et intime « senior-étudiant-malade ».

Les premières recommandations médicales de la Haute Autorité de santé (HAS) sur le burn-out

Mon alerte au sujet d'étudiants et d'internes exposés au burn-out peut faire sourire. Ne sourions pas. Saluons le fait qu'en mai 2017 viennent de sortir de la Haute Autorité de santé (HAS) les premières recommandations médicales sur le burn-out. Enfin, une avancée !

La HAS insiste sur deux points : la nécessité d'une *collaboration du généraliste avec le médecin du travail à toutes les étapes de la prise en charge et l'importance d'un traitement individualisé*, qui ne fasse pas appel systématiquement aux antidépresseurs et dans lequel l'arrêt de travail occupe une place centrale.

CHAPITRE 50

Une formation médicale continue *indépendante* !

Obligatoire (article R 4127-11 du Code de la santé publique), la formation continue des médecins doit être de qualité, reconnue et… indépendante. Sa non-reconnaissance, de même que les acquis de l'expérience, fut une injustice. Ainsi, la seule évolution de carrière possible pour les médecins a été de travailler davantage[1].

Pourtant, très tôt, de nombreux médecins hospitaliers et libéraux s'étaient dévoués pour assurer à leurs confrères cette mise à jour de leurs connaissances.

Je tiens à saluer l'engagement militant des docteurs Pierre Gallois et Albert Hercek qui ont eu la volonté et l'audace de fonder dès 1978 l'Union nationale des associations de formation médicale continue (Unaformec). L'objectif était de promouvoir une formation continue de qualité, axée sur l'exercice professionnel et d'autre part indépendante de toute pression[2].

Puis la loi « HPST », dite Loi Bachelot[3], a instauré en France en 2009 le concept de développement professionnel continu (DPC), qui regroupe la formation et *l'évaluation* a posteriori *de son impact sur les pratiques*, dans l'esprit de la culture nord-américaine. Il est essentiel que le budget du DPC finance des actions de qualité, comme le souligne Michèle Lenoir-Salfati, directrice de l'Agence nationale du développement professionnel continu.

Certaines formations sont indemnisées pour compenser la perte financière due à l'absence au cabinet. D'une durée variable, d'une demi-journée à plusieurs jours, elles doivent être « compatibles avec l'exercice professionnel et les charges de travail des médecins généralistes » (Pierre Ambroise-Thomas[4]). La nouvelle Agence nationale du développement professionnel continu (ANDPC) valorise désormais les séquences de formation continue en heures et non plus à la demi-journée ou à la journée, pour s'adapter davantage à l'organisation quotidienne des praticiens.

La presse médicale et, de plus en plus, l'e-learning sont évidemment eux aussi très précieux pour développer cette formation continue, de même que la participation à des réunions en soirée animées par des spécialistes.

Ces dernières posent évidemment la question de leur financement par l'industrie pharmaceutique, même si, depuis la loi Teulade de 1992, la participation des médecins à ces soirées doit faire l'objet de déclarations par le laboratoire lui-même à l'ordre des médecins.

Notre plaidoyer vise à valoriser toutes modalités de formation continue *indépendante*, à l'image des deux revues françaises *Prescrire*[*] et *Médecine*[**], qui ne comportent aucune publicité pharmaceutique. Il faut souligner l'ardeur des animateurs de ces revues[***].

* La revue *Prescrire*, fondée dès 1981 par un groupe de pharmaciens et de médecins grâce à une subvention du ministère de la Santé, mérite d'être citée pour son indépendance.
** La revue *Médecine* est l'émanation conjointe de l'Unaformec et de l'Association pédagogique nationale pour l'enseignement de la thérapeutique (APNET).
*** Membre du comité de rédaction de *Médecine*, je tiens à souligner le travail inlassable des rédacteurs en chef, les docteurs Jean-Pierre Vallée puis Yves Le Noc, ainsi que du comité de rédaction, sans oublier l'éditeur John Libbey qui soutient cette revue indépendante.

CHAPITRE 51

Développer la recherche en médecine générale

Et la recherche dans tout cela ? De prime abord, il est évident que le généraliste se concentre sur ses malades. Ce qui ne l'empêche pas, bien au contraire, de participer utilement à la recherche clinique.

Recherche en soins primaires

Adaptation française du *primary care* anglais, terme apparu à la fin des années 1960, l'Organisation mondiale de la santé (OMS) a défini à Alma-Ata en 1978 les *soins primaires* comme « des soins de santé essentiels universellement accessibles à tous les individus et à toutes les familles de la communauté par des moyens qui leur sont acceptables, avec leur pleine participation et à un coût abordable pour la communauté du pays ».

Recherche en santé mentale

Cette recherche peut porter sur des thèmes infiniment variés. Nous n'évoquerons que quelques exemples.

Le cannabis fait des ravages chez les adolescents français : 300 000 l'expérimentent désormais entre 12 et 15 ans à l'âge de la maturation cérébrale, au moment même où la personnalité se structure. Repérer les adolescents à risques de ces intoxications est à la fois œuvre de soignant et de chercheur.

Soulignons aussi l'intérêt d'études consacrées au suivi psychologique des patients. Sachant que le suicide est la première cause de mortalité chez les filles entre 15 et 19 ans, une étude démontre utilement combien le dépistage du risque suicidaire par le médecin généraliste est efficace[1]. Le suicide entraîne 10 000 morts par an en France ! D'où l'importance de mieux détecter et de traiter au plus tôt la dépression, entre autres celle liée à la souffrance au travail[2].

Combien précieuses sont aussi les études déterminant « le profil sociodémographique et les motivations des patients venant en consultation de médecine générale sur rendez-vous et sans rendez-vous[3] » ; ou celles sur la « primo-prescription de benzodiazépines en soins primaires pour les troubles anxieux et l'insomnie[4] », sachant que la France est hélas la championne européenne d'indiscutables excès de prescription dans ces indications. Cette étude compare deux alternatives dans le but d'améliorer ces prescriptions en médecine générale[5].

D'autres études passionnantes concernent la multimorbidité chez les patients, c'est-à-dire les interactions entre plusieurs maladies, plusieurs facteurs de risque et plusieurs traitements[6].

Sans multiplier les exemples, soulignons aussi l'intérêt d'études sociologiques concernant les internes de médecine générale et les jeunes médecins, leurs difficultés et les améliorations concrètes possibles[7].

Notifier les accidents médicamenteux

Moins de 5 % des accidents médicamenteux graves sont transmis aux centres de pharmacovigilance, de sorte que l'on a une idée souvent imprécise de leur fréquence. Depuis des décennies, nous demandons que les notifications de ces accidents soient facilitées. Aujourd'hui, la notification par voie électronique simplifie les choses : il suffit pour cela de quelques clics (www.signalement-sante.gouv.fr). Le généraliste est idéalement placé pour contribuer à ces notifications, indispensables pour améliorer le bon usage des médicaments et mieux cerner leurs bénéfices et leurs dangers, en toute objectivité et avec le précieux recul du temps. Car ce recul permet parfois de mieux préciser les bénéfices/risques d'un médicament dans sa « vraie vie » : ainsi, des médicaments récents peuvent exposer à des risques méconnus au début de leur commercialisation malgré les exigences des études préalables.

Par exemple, des médecins libéraux américains ont joué un rôle déterminant dans la meilleure connaissance des accidents musculaires de certaines « statines », grâce à leurs notifications aux Centres de pharmacovigilance. Et ce n'est qu'un exemple. Plus anciennement, dans les années 1950, ce sont les généralistes suisses qui ont découvert les graves dangers pour le rein d'un antalgique alors très utilisé, la phénacétine (encadré ci-dessous).

Une bien curieuse épidémie d'atteintes rénales chez les horlogers du Jura suisse !

Dans les années 1950, nombreux étaient les horlogers du Jura suisse qui mouraient d'insuffisance rénale.

Curieuse épidémie ! Quel coupable ?

Les médecins généralistes suisses recoupèrent leurs observations. Ils découvrirent qu'un point commun entre ces malheureux horlogers, victimes de maux de tête importants liés à leur profession, était la consommation à doses importantes d'un antalgique efficace, la phénacétine, « chimiquement cousine » du paracétamol, et qui lui avait été préférée - à tort, mais c'était en 1886 - par les découvreurs de ces deux molécules.

C'est grâce aux médecins traitants suisses que fut découverte la toxicité de la phénacétine pour le rein, ce qui allait conduire à son remplacement par le paracétamol, très bon antalgique lui aussi et dénué de cette toxicité rénale, sauf cas particulier.

Une victoire exemplaire qui vaut des millions de vies sauvées !

Multiplier les collaborations entre médecins libéraux et médecins hospitaliers

L'épidémie de sida a exemplarisé l'importance des échanges entre médecins libéraux et médecins hospitaliers, notamment à la faveur des réseaux ville-hôpital. Faisant fi des césures anciennes, l'Université, l'hôpital et les structures de recherche savent aujourd'hui mieux collaborer. Un bel exemple de ces coopérations est représenté par la mise en place de comités d'interfaces Inserm/médecine générale utiles à des recherches en santé publique et en soins primaires. Travaillons tous ensemble, *mano a mano*.

CHAPITRE 52

Des médecins généralistes bientôt élus à l'Académie nationale de médecine ?

Personne morale de droit public[1], l'Académie nationale de médecine « a pour mission de répondre, à titre non lucratif, aux demandes du gouvernement sur toute question concernant la santé publique et de s'occuper de tous les objets d'étude et de recherche qui peuvent contribuer aux progrès de l'art de guérir », afin de « promouvoir le rayonnement de la médecine française » (article 2 de ses statuts). Il n'est donc pas surprenant que, dès sa création en 1820, l'Académie se soit préoccupée de la formation initiale et continue des médecins.

Création d'une Commission dévolue à la médecine libérale, initiée par le professeur Pierre Ambroise-Thomas

Innovante ô combien fut cette décision ! Pour la première fois des médecins généralistes allaient être conviés en qualité d'invités à une commission de travail de l'Académie, intitulée alors « Exercice médical en milieu libéral », devenue aujourd'hui « Parcours de soins et organisation des soins » (Commission XVI). Des médecins généralistes étaient appelés à témoigner sur leurs modes d'exercice, leurs difficultés, mais aussi leurs espoirs d'améliorations et leurs attentes de soutien de la part de l'Académie. Celle-ci allait leur proposer davantage : participer activement à ses travaux et publications pour exprimer des recommandations dans ce sens, notamment sous la plume militante de notre regretté ami le professeur Pierre Ambroise-Thomas, ancien président de l'Académie[2]. La Commission XVI a poursuivi cette œuvre sous la présidence chaleureuse et efficace des professeurs Pierre Godeau et Jean Dubousset.

De nombreuses prises de position concernant la médecine générale

Les rapports de l'Académie en fournissent maints exemples, telles la place du généraliste dans la prise en charge des malades chroniques, les vaccinations, la formation en pharmaco-thérapeutique, la télémédecine, la lutte contre les déserts médicaux…

Nous y avons fait largement référence dans ce livre. Le généraliste est partout présent dans ces travaux.

Des médecins généralistes bientôt élus à l'Académie nationale de médecine ?

C'est notre vœu le plus cher. Bientôt bicentenaire et toujours au fait de l'actualité, l'Académie se doit d'accueillir en son sein des médecins généralistes, afin d'enrichir les échanges d'expérience.

Nul doute que l'Académie, dans sa sagesse et son indépendance, se doive d'être ouverte aux évolutions de la science, de la culture et de l'éthique médicales. Les médecins généralistes y ont indiscutablement leur place.

SIXIÈME PARTIE

Boîte à idées. Forum

CHAPITRE 53

Paroles de généralistes

Les « secrets » de la réussite d'une maison de santé pluridisciplinaire à Marlhes (Loire)

Le nombre de maisons de santé pluridisciplinaires est de l'ordre d'un millier en 2017, et leur progression est indéniable. Elles sont d'ailleurs apparues comme un cheval de bataille lors des élections présidentielles de 2017, preuve que le sujet passionne, de même que celui des déserts médicaux qui s'y rattache pour une part importante.

Citoyens, politiques et pouvoirs publics prennent la question à bras-le-corps. Agnès Buzyn, nouvelle ministre des Solidarités et de la Santé, souhaite doubler le nombre des maisons de santé en cinq ans. Mais de quelles maisons de santé s'agit-il ? L'important est que ces structures restent gérées par des professionnels de santé, de façon indépendante des lobbies, avec le risque de favoriser la valeur marchande au détriment du serment d'Hippocrate.

Donc, la maison de santé médicale, une panacée ?

Entretien à la maison de santé de Marlhes

Avec le docteur Christophe Droin, médecin généraliste, et madame Aurélie Chamoux, interne de médecine générale.

Marlhes est une commune rurale de moyenne montagne de la Loire, située à 26 kilomètres de Saint-Étienne.

PROFESSEUR P. QUENEAU : Cher docteur Christophe Droin, pouvez-vous me conter l'histoire édifiante de votre maison de santé de Marlhes ?

DOCTEUR C. DROIN : En 2016, la maison de santé de Marlhes ouvrait ses portes.

Elle a été créée avec l'aide d'une subvention de la région Auvergne-Rhône-Alpes par le biais de l'Agence régionale de santé (ARS) selon une incitation nationale pour lutter contre les déserts médicaux. C'est un partenariat entre les professionnels de santé réunis en association et la mairie, qui est porteuse du projet et propriétaire des locaux.

C'est une aubaine pour le village : ouverte de 8 heures à 19 heures, la maison de santé fonctionne avec trois médecins généralistes, dont un à mi-temps, trois infirmières, un kinésithérapeute, une diététicienne, une psychologue, un podologue et bientôt un chirurgien-dentiste. Aujourd'hui, la maison de santé se porte bien et attire même de nouveaux praticiens.

P. QUENEAU : Et comment faites-vous pour les urgences ?

C. DROIN : Cette structure permet aux patients de bénéficier de nouveaux services dans un même lieu. Il est facile d'obtenir un rendez-vous. Chaque appel d'urgence débouche sur une consultation ou une visite à domicile le jour même. Ce qui permet de suivre des malades atteints de pathologies lourdes et de traiter nombre de petites urgences, y compris la petite chirurgie, car le service d'urgences public le plus proche est à une demi-heure en voiture.

Certains citadins viennent même se faire soigner à la campagne pour bénéficier d'une prise en charge rapide et humaine.

P. QUENEAU : Donc des économies pour la Sécurité sociale et du confort pour le patient ?

C. DROIN : Le patient n'a pas à supporter plusieurs heures d'attente à l'hôpital. La maison de santé désengorge les services d'urgences.

P. QUENEAU : Donc un désert médical évité ?

C. DROIN : Oui, on peut le dire. Et puis, vous le savez, quand il n'y plus de médecin généraliste dans un village, ça veut dire un risque de fermeture de la pharmacie locale, de perte d'attractivité pour le village, de perte d'habitants…

Les deux médecins qui travaillent ici avec moi ont été mes internes. Et savez-vous que nous accueillons six internes par an (quatre chez moi et deux chez mon associée) depuis 1996 ! Demain, si je les appelle pour me dépanner, certains viendront.

P. QUENEAU : Comment se passe l'insertion d'un interne auprès de vous ?

C. DROIN : Pendant les deux premiers mois de stage, il faut prendre du temps pour expliquer notre style de consultation, le fonctionnement du cabinet. Mais ensuite, lorsque l'interne est autonome, quand il voit quelques patients dans la journée, le médecin gagne du temps et l'interne peut même travailler seul dès sa deuxième année d'internat et en autonomie totale en troisième année. Bien sûr, je suis toujours joignable à tout instant. Et deux fois par jour nous faisons le débrief, l'interne et moi.

P. QUENEAU : Et vous, madame l'interne, êtes-vous heureuse ici ?

AURÉLIE CHAMOUX, INTERNE : J'ai toujours voulu être généraliste. Et ici le travail me passionne. C'est un travail d'équipe. Oui, ma passion, c'est la médecine en milieu rural avec ses liens très intimes entre le médecin et ses patients.

P. QUENEAU (AU DOCTEUR C. DROIN) : Effectuez-vous de nombreuses visites à domicile ?

C. DROIN : Bien entendu, chaque jour. Les visites à domicile sont indispensables pour certains malades isolés.

P. QUENEAU : N'êtes-vous pas dérangé pour des symptômes qui ne justifient pas de vous déplacer ?

C. DROIN : Non, c'est exceptionnel. Mes patients sont éduqués à ne pas me déranger pour rien !

P. QUENEAU : Et vous, chère jeune interne, faites-vous aussi déjà des visites à domicile ?

A. CHAMOUX : J'en fais déjà quelques-unes, sous la direction de mon maître de stage. Et c'est vrai qu'à domicile on comprend mieux le malade. Quand je serai installée, je ferai des visites, bien sûr, notamment auprès de personnes âgées peu mobiles et isolées.

P. QUENEAU : Votre maison de santé fonctionne sur un mode libéral en somme. Est-ce le cas de toutes ?

C. DROIN : Non. Et je suis plutôt sceptique vis-à-vis des grosses structures. Surtout, il ne faut jamais que la gestion des maisons de santé échappe aux médecins.

P. QUENEAU : Votre exemple est un message d'espoir pour les malades et les médecins généralistes !

Un très grand merci à vous deux pour cet entretien précieux.

Usson-en-Forez : l'unique médecin est parti subitement

Par le professeur Christophe Bois, directeur du département de médecine générale à la faculté de médecine de Saint-Étienne.

Novembre 2006 : le médecin du village d'Usson-en-Forez, installé depuis plus de vingt ans, s'en est allé un beau matin sans prévenir : l'épuisement professionnel et le départ de son associé ont pris le dessus.

Madame le maire remue ciel et terre. Finalement, un interne en stage à Montbrison, Hambourg Zéphir, accepte de venir remplacer sur ses temps de repos jusqu'en avril 2007. Il va se passionner pour cette mission, mais doit achever sa formation initiale pendant six mois.

Un soir de décembre 2006, le maire, le président de l'ordre des médecins de la Loire, le médecin-chef de la DASS de la Loire et le coordonnateur du département de médecine générale de la faculté de médecine de Saint-Étienne se réunissent à la salle polyvalente d'Usson-en-Forez en présence des habitants du village qui découvrent l'impétrant Hambourg Zéphir et lui font part de leurs attentes. Mais plusieurs obstacles pédagogiques et administratifs sont à résoudre.

Il faut la bonne volonté de trois médecins généralistes maîtres de stage des villages avoisinants pour lui permettre d'achever sa formation et de l'inciter à s'installer à Usson.

Un deuxième obstacle sera levé grâce au doyen de la faculté, au président de l'ordre, au sous-préfet et au médecin de la DASS qui autorisent Hambourg Zéphir à exercer avec un statut de remplaçant non thésé, en s'appuyant sur un décret permettant de déroger à la loi en cas de force majeure, en l'occurrence une zone au profil sanitaire en danger.

Le troisième obstacle sera levé par l'intéressé lui-même qui soutiendra sa thèse de docteur en médecine en octobre 2007 et s'installera officiellement avec un associé venu de Lorraine.

Dix ans ont passé : le docteur Hambourg Zéphir est toujours médecin à Usson-en-Forez où il s'épanouit dans sa mission de médecin généraliste. Il intervient comme coordonnateur de l'hôpital local de Saint-Bonnet-le-Château. Il s'est également formé à la pédagogie afin de devenir maître de stage universitaire et s'investit dans la formation des futurs médecins avec le souci de maintenir l'offre de soins dans les zones fragiles.

À l'heure où la question des déserts médicaux fait souvent la une des médias, cet exemple montre à quel point une faculté de médecine à taille humaine comme celle de Saint-Étienne, intégrée dans son territoire, consciente de ses responsabilités sociales et sociétales, engagée de longue date dans la formation des futurs généralistes, a pu répondre à sa mission de formation jusqu'à son aboutissement. Cette démarche militante a permis de pallier une situation d'urgence, moyennant un énorme investissement personnel de tous les intervenants pour faire sauter les multiples verrous administratifs.

Déserts médicaux : le coup de gueule d'un médecin de campagne

Dans une lettre ouverte adressée à ses confrères ainsi qu'aux candidats à la présidence de la République, le docteur Loïc Hervé (Malestroit, Morbihan) sonne l'alerte ! Dans l'esprit du chant des partisans !

« Consœurs, Confrères… !!!!
Entendez-vous les cris sourds du pays qui vous appelle ?
Entendez-vous la demande légitime d'égalité d'accès aux soins des habitants de nos campagnes et de nos zones sensibles ?
Ils vous invitent à un sursaut ÉTHIQUE SOLIDAIRE ET CITOYEN.
Rappelez-vous votre Serment et votre Idéal de jeunesse !!!!
Abandonnez vos préjugés, Soyez ouverts et curieux, Venez découvrir des endroits et des gens que vous n'avez jamais rencontrés !
Ohé !!! JEUNES MÉDECINS, *internes et remplaçants professionnels… C'est l'alarme !!!!*
Ne vous étonnez pas si nous nous tournons vers vous car nous avons besoin de médecins et vous avez été formés pour ça… !!!
Ohé !!! MÉDECINS ANCIENS *en fin de carrière et retraités… C'est l'alarme !!!!*
Nous avons besoin de vous car il faudra épauler et parachever la formation des jeunes.
Sans votre mobilisation, cette demande restera lettre morte… !
Nous vous appelons à bâtir ensemble un beau projet au service des Français qui se sentent abandonnés.

Nous vous invitons à participer à une belle aventure intergénérationnelle dont vous garderez un souvenir inextinguible !
Nous vous invitons à rendre à la Nation ce qu'elle vous a donné par l'accomplissement d'un service civique », déclame-t-il, en guise de préambule à « trois outils pour régler le problème de la désertification médicale en trois mois ».

Sa priorité vise à mettre en place un service de renfort médical d'une durée de six mois, passage obligé pour les internes en dernière année de formation, sous la responsabilité d'un maître de stage universitaire. Les internes seront mis à la disposition des Agences régionales de santé (ARS) qui auront la maîtrise des affectations en tenant compte en priorité des zones en sous-densité médicale.

Deuxième proposition du docteur Loïc Hervé : son appel aux médecins retraités pour qu'ils reprennent une activité dans le cadre de « cabinets médicaux provisoires », comme il l'a fait à Malestroit.

Enfin, Loïc Hervé opte pour « un service de santé rural et des zones sensibles », avec la mise en place de centres de santé mais aussi de structures mobiles, installées à bord de véhicules dédiés.

Je salue le docteur Loïc Hervé pour son appel solennel et son projet militant et innovant.

Je me porte candidat comme médecin retraité pour reprendre une activité dans le cadre d'un cabinet médical provisoire, tel que le souhaite le docteur Loïc Hervé.

Retrouver du temps médical

Témoignage d'une jeune médecin généraliste libérale, travaillant en cabinet de groupe en région annécienne.

« Médecin généraliste, tout récemment installée, je m'étonne de la lourdeur des tâches administratives quotidiennes à mon cabinet médical.
Je suis passionnée par mon métier varié et enrichissant, mais je ne m'attendais pas à consacrer autant de temps à ce travail "non médical".
Voici quelques exemples chronophages tirés de ma courte expérience :
– refaire les ordonnances perdues par les patients ;
– récupérer les courriers non reçus en provenance des confrères consultés ;

- faire les bons de transport à la place du médecin spécialiste ou de l'hôpital qui les a "oubliés" !
- remplir les dossiers d'entrée en établissement d'hébergement pour personnes âgées dépendantes (Ehpad) ou de demande d'aide aux personnes âgées (APA) pour des patients que l'on ne connaît pas encore !
- gérer les accidents de travail refusés par la Caisse primaire d'assurance-maladie ;
- refaire les arrêts maladie perdus dans la nature ;
- envoyer les feuilles de soins aux nombreux organismes de remboursement si différents (CPAM, RSI, MGEN...).

La liste s'allonge lorsque l'on aborde la gestion des paiements : il n'est pas rare de devoir "réclamer" les impayés de consultations en tiers payant pour des accidents de travail non à jour, des affections de longue durée (ALD), ou pour la couverture maladie universelle (CMU).

Peut-être que l'avenir de la profession s'orientera vers une simplification de ces démarches... en tout cas, je l'espère ! »

Réflexions personnelles sur quelques réformes utiles en médecine générale

Réflexions du docteur Claude Larangot-Rouffet, médecin généraliste, promoteur de maison médicale en 2005, invitée à la Commission XVI de l'Académie nationale de médecine.

I. Réflexions cliniques

1. La télémédecine peut être infiniment précieuse. Mais rien ne vaut un interrogatoire attentif accompagné d'un examen clinique méthodique et complet, ne laissant aucun organe à la dérive. Savoir palper un ventre peut sauver la vie.
2. Combien de petites boules sous les doigts ont permis de dépister des cancers du sein, des nodules de la thyroïde, des adénopathies... !

3. Une (petite) oreille attentive a pu déceler une arythmie, un souffle, un foyer pulmonaire. La médecine est une science mais aussi un art. Elle ne peut pas être remplacée par une machine.
4. Quand on connaît son patient, on sait s'il va mal dès le premier regard.

II. Réflexions sur le numérique et la télétransmission

1. Pour la médecine, le digital sera tonique et porteur. Il impose des investissements importants financiers et intellectuels, mais il ne remplacera jamais le contact, l'examen du patient, l'empathie du médecin nécessaire à l'acceptation de la maladie par le patient et son entourage.
2. Oublier le contact et l'examen clinique est la mort de la médecine. C'est aussi la mort de la prévention.
3. Le maillage global de la France permet de rompre les déserts médicaux à condition de développer la fibre optique.
4. Le développement du numérique donne l'accès au savoir, à la télémédecine, à la télétransmission des données médicales d'un patient.
5. Le numérique permet aussi la formation du médecin à distance ; les acquis en médecine ne sont jamais définitifs. Le progrès médical doit être à la portée de tout médecin en exercice libéral ou hospitalier.
6. La numérisation des dossiers médicaux est une étape incontournable du cabinet médical.
7. Les médecins n'ont plus de secrétaire. Ils doivent numériser eux-mêmes leurs milliers de dossiers. Ils ne peuvent pas actuellement rentrer dans le progrès numérique sans aide. Des équipes de numérisation pourraient intervenir et leur faire gagner du temps médical.
8. La télétransmission diminue les erreurs de transcription.
9. La télétransmission passe par sa sécurisation, mais la compatibilité des systèmes doit être améliorée.
10. Certains logiciels médicaux imposés aux médecins sont inacceptables pour la réception des examens de laboratoire. Une alerte doit parvenir au médecin en cas de résultat dangereux pour le malade. Ces logiciels doivent être revus et améliorés. Ils devraient pouvoir accepter toutes les messageries et ne devraient pas être à la charge financière du médecin.

11. L'e-médecine doit se développer. Mais les médecins ne sont pas des robots. Ils ne doivent pas être corvéables jour et nuit sous la pression informatique du patient.
12. Le remboursement du free style, analyseur à distance de la glycémie, représente un enjeu important pour le patient et le médecin. Il simplifie la transmission des données et évite les erreurs de transcription. Mais l'interprétation en restera médicale, et l'hypoglycémie majeure avec déclenchement d'alarme ne pourra pas être gérée en permanence par le même médecin.
13. Les hébergeurs de données donnent une nouvelle puissance maîtresse au système numérique de santé.

III. Réflexions sur le contexte administratif

1. Les cartes Vitale sont un talon d'Achille de notre système de santé.
2. La CMU permet le tiers payant. Il y a des abus importants : la même carte sert à des personnes différentes qui en abusent.
3. La sécurisation de l'utilisation de la carte Vitale doit être une priorité.
4. La télétransmission des protocoles de soins pour les affections de longue durée (ALD) est devenue une obligation pour les médecins référents. Elle n'est pas possible avec les régimes spéciaux.
5. Le regroupement des régimes spéciaux devrait permettre une économie d'échelle.
6. L'installation administrative doit être simplifiée et aidée pour éviter le parcours actuel du combattant (assurances, autorisations locales administratives, installations numériques et autres).
7. Une formation administrative et fiscale devrait être proposée à la sortie de l'internat.
8. Une réforme de la protection sociale du médecin généraliste devrait avoir lieu. Le délai de carence de quatre-vingt-dix jours est trop long. Il doit être raccourci.
9. La participation des médecins remplaçants à la permanence des soins devrait être simplifiée.

IV. Réflexions sur les déserts médicaux

1. Dans un désert médical, un médecin généraliste devrait avoir accès à :
   - des tests biologiques (tels qu'ils sont pratiqués dans les camions du Samu) ;
   - un échographe portatif après formation à l'échographie de base.
2. Le retour à domicile du patient devrait s'accompagner d'une prise en charge de son matériel nécessaire à domicile avant même sa sortie. Cela permettrait de gagner du temps médical sur l'examen de retour à domicile par le médecin généraliste.
3. Une plateforme de conseils pourrait être réalisée avec le concours du Centre de régulation et de réception des appels (CRRA) du Samu pour le médecin isolé en quête d'aide à la décision pour des cas médicaux ou sociaux difficiles. Cela diminuerait les angoisses et le dénuement des médecins libéraux face à leur exercice très solitaire et créerait un lien confraternel.

Merci au docteur Claude Larangot-Rouffet pour cette efflorescence de réflexions utiles.

La médecine générale et l'avenir : les 6 P

Par le professeur Philippe Jaury, université Paris-Descartes, invité à la Commission XVI de l'Académie nationale de médecine.

1. La médecine générale a été et est *préventive*

Elle le sera encore plus avec l'arrivée d'un nouveau concept : *la prévention quaternaire* qui commence à être enseignée dans les facultés de médecine ; il s'agit de prévenir l'iatrogénie, c'est-à-dire d'éviter les complications liées aux prescriptions médicamenteuses, mais il s'agit aussi de favoriser la *déprescription* (voir p. 216, *Apprendre à savoir prescrire, proscrire et… déprescrire*). Il ne faudra plus parler de « renouvellement d'ordonnance » mais de « réexamen d'ordonnance avant renouvellement éventuel ».

2. La médecine générale devra faire avec l'arrivée de la *médecine prédictive*

Quel sera le rôle du médecin généraliste qui connaît bien son patient ? Devra-t-il informer, et comment et « jusqu'où », le patient, voire la famille d'un enfant du diagnostic prédictif quand il n'y a pas de réponse sur le plan curatif ? « Le savoir prime-t-il sur le pouvoir (de guérir) ? », se demande Axel Kahn. Les problèmes posés par cette vulgarisation prévisible du génome sont non seulement éthiques mais financiers. De très nombreux brevets ont été déposés pour des tests de dépistage. Et qu'est-ce qui va se passer avec les assurances ? Et les employeurs ?

3. La *médecine personnalisée* est actuellement toujours associée à la médecine prédictive et au génome

Mais, en médecine générale, « personnalisée » veut dire que chaque patient est différent. C'est une médecine centrée sur le patient avec un traitement à la carte et une prise en charge globale dans la continuité. C'est une prise en charge bio-médico-psycho-socialo-juridico-éthi-culturelle et spirituelle…

4. Cette médecine sera *participative*

Elle aura comme objectif d'avoir une relation d'adulte à adulte avec le patient. Il faut toujours demander ce qu'en pense notre patient ; car, ô surprise, nos patients pensent ! Il y a aussi depuis peu des « patients experts » formés (diplôme universitaire) pour participer à l'enseignement des futurs médecins et à la formation continue des médecins en exercice.

5. La médecine *prouvée*

Même si l'exercice de la médecine reste un art, il y a un certain nombre de connaissances basées sur des données avec des niveaux de preuves scientifiques. C'est la médecine « prouvée » faisant partie de l'*Evidence-based medicine*. Cette EBM combine l'état, les circonstances cliniques, les préférences et les comportements du patient avec les données actuelles de la science. À cette EBM, il faudra ajouter pour le médecin généraliste une autre EBM (*Emotion-based medicine*) qui va conjuguer le repérage par le médecin de ses propres représentations, projections et identifications dans le but d'avoir une relation optimale avec son patient.

6. Et enfin la médecine générale a été, est et sera toujours *passionnante !*

CHAPITRE 54

Un bouillonnement d'idées

L'impératif éthique pour la médecine de demain, à l'aune de nos grands anciens

Par le professeur Christian Hervé (directeur du laboratoire « Éthique médicale » (EA4569), université Paris-Descartes).

Une écoute attentive de ce que nos maîtres enseignaient, par leurs exemples et par leurs écrits, s'avère d'une excellente opportunité pour mieux répondre aux valeurs que les patients attendent de nos comportements professionnels. Seule une autocritique peut préserver d'attitudes alors catégorisées comme indifférentes, prétentieuses, voire méprisantes ou réactionnaires pour au contraire donner force à l'humanité de chacun des acteurs de la relation. Cette attitude est la seule manière d'actualiser l'éthique des médecins quand les avancées de la science arrivent à faire oublier la présence humaine. Ainsi, une véritable « phronesis » peut déclencher un regain de la sagesse médicale individuelle et collective, telle que nos maîtres nous l'enseignaient à leur époque[1].

Rôle majeur du généraliste dans la couverture vaccinale

Par Pierre Bégué, président honoraire de l'Académie nationale de médecine[2].

La vaccination est un des fondements de la médecine préventive. En moins de quarante ans, le nombre de vaccins du nourrisson est passé de quatre à onze ! Mais la couverture vaccinale est exigeante et la désinformation actuelle sur les vaccins en France constitue une menace pour la prévention vaccinale. Les médecins généralistes, ainsi que les pédiatres « généralistes » de l'enfant, sont les meilleurs garants de la réussite de la vaccination. Car ils la pratiquent mais surtout ils peuvent l'expliquer. Expliquer, dialoguer avec les parents ou avec les personnes sont un temps primordial dont sait user le médecin pour gagner l'adhésion au vaccin. Toutes les enquêtes montrent que la qualité de l'information sur le vaccin par le praticien est seule susceptible de rattraper efficacement les « hésitants ».

L'hésitation vaccinale touche aujourd'hui environ 20 % des parents d'enfants à vacciner en France, et une enquête mondiale révèle que la France est la championne mondiale du scepticisme avec 41 % des personnes interrogées qui doutent de la sécurité vaccinale.

Restaurer la confiance dans le geste vaccinal est devenu un combat dont les généralistes doivent être les pionniers. Mais leur formation universitaire mérite une sérieuse refondation car la vaccinologie moderne est devenue une discipline complexe que nos facultés de médecine doivent réintroduire à une place qu'elle n'a pas aujourd'hui. C'est ainsi reconnaître son rôle indispensable que de fournir au médecin de meilleurs outils pour continuer à promouvoir la grande victoire de la vaccination.

Avec la révolution du numérique en santé, que devient le médecin généraliste : un médecin tête de réseau au cœur du numérique ?

Par les professeurs Albert-Claude Benhamou et Patrice Queneau.

Comme le souligne le philosophe Michel Puech dans son ouvrage *Homo sapiens technologicus*[3], l'homme moderne fait corps avec son environnement, et la technologie fait partie de cet environnement.

La société se « digitalise ». Le patient pratique la e-santé, à tort ou à raison. Il devient un patient en ligne. Les médecins s'approprient eux aussi à grands pas les usages du numérique : 95 % d'entre eux se connectent à Internet.

Le tsunami numérique fait évoluer la médecine à toute allure. Et comme toujours cette évolution est ambivalente :

- Positive par l'apparition d'une nouvelle forme de démocratie sanitaire. Le numérique offre un accès de plus en plus direct à l'information en santé, à des liens plus rapides et plus faciles avec le réseau de santé qui l'entoure, et ce partout dans le monde.
- Dangereuse ou négative lorsqu'elle « ubérise » l'acte médical, dès lors exclusivement médico-techno-biologique. Cette médecine d'organes malades n'est pas celle de l'homme malade. Les progrès de l'intelligence artificielle créent l'illusion de la substitution du médecin par les algorithmes et les robots. Le docteur Google remplacerait-il le médecin généraliste au bénéfice d'un meilleur diagnostic, plus sûr et plus rapide… voire moins coûteux ?

Non, le médecin généraliste doit rester au cœur de la vie numérique sanitaire de son patient (voir cinquième partie, chapitre 42, p. 198) !

L'e-santé et les malades chroniques

Les malades chroniques, entre autres les personnes handicapées, les diabétiques, les malades cancéreux, bénéficient beaucoup d'une prise en charge par l'e-santé grâce à un télésuivi et des applications, leur permettant d'être connectés à leur médecin et au laboratoire de biologie. Le généraliste est plus que tout autre l'homme – ou la femme ! – de confiance, qui écoute, réconforte et… prescrit à bon escient les objets connectés comme les médicaments et les autres traitements.

L'e-santé comme facteur de maintien à domicile des personnes âgées

L'allongement de l'espérance de vie est en soi une bonne nouvelle. Mais c'est un redoutable défi pour le système de protection sociale au double titre des dépenses de santé et du financement des retraites.

Aider les seniors à rester à leur domicile, y compris lorsque la dépendance s'installe, quel enjeu ! Les objets connectés (tablettes, robots, connexions téléphoniques ou télévisées…) y concourent, avec l'aide de l'accompagnement médico-social. Le médecin généraliste et l'infirmière occupent ici un rôle majeur. Les pouvoirs publics doivent encourager les innovations industrielles en ce domaine.

Le médecin généraliste et la télémédecine

Par les professeurs Emmanuel-Alain Cabanis et Patrice Queneau.

La « télémédecine », du grec ancien *τῆλε*, tễle (« loin »), pour « médecine à distance », suscite questions, inquiétudes (places du généraliste et de son patient) ou réticences (devenir du colloque singulier ?). Née des technologies de l'information et de la communication en santé (TICS) du XXIe siècle, la télémédecine est devenue une composante majeure de la télésanté[4]. Dans notre État de droit, elle suscite réflexions et préoccupations majeures pour protéger la personne et sa liberté. Se reporter vers la réflexion la plus récente s'impose[5].

Les articles R. 6316-1 à R. 6316-10 du CSP, nés du décret 2010-1229 du 19 octobre 2010[6] appliquant la loi « Hôpital, patients, santé et territoires » (HPST) dite loi Bachelot et relatifs à la télémédecine, précisent les cinq types d'actes relevant de la télémédecine : téléconsultation, téléexpertise, télésurveillance, téléassistance médicale et réponse médicale en régulation médicale, dans le cadre des Centres 15.

En pratique, la télémédecine recouvre le télédiagnostic (aide à la décision du médecin, imagerie, téléchirurgie) et la téléassistance (aide à distance à un patient et/ou à son médecin, isolés). La liaison entre établissements de santé fait créer des applications, encouragées par les pouvoirs publics (www.santé.gouv.fr).

La loi n° 2013-1203 du 23 décembre 2013 (PLFSS 2014) prévoit l'expérimentation des actes de télémédecine chez des patients pris en charge en médecine de ville comme en structures médico-sociales. Neuf régions expérimentent les tarifs préfigurateurs (décret n° 2015-1263 du 9 octobre 2015 autorisant la création de données à caractère personnel pour la mise en œuvre des actes de télémédecine issus des expérimentations fondées sur l'article 36 de la loi n° 2013-1203) ; les cahiers des charges pour la prise en charge des affections de longue durée sont consultables. Les questions nées du partage d'informations (responsabilité et confidentialité des données) sont identifiées.

La loi modifiée relative à l'informatique, aux fichiers et aux libertés (06/01/78) et le site de la Commission nationale informatique et libertés (www.cnil.fr) détaillent des fiches pratiques sur les données de santé, respectant l'impératif de sécurité, notamment dans les applications en réseau.

En février 2016, le Conseil national de l'ordre des médecins adopte un avis sur « Télémédecine et autres prestations médicales électroniques ». La télémédecine ne se substitue pas aux pratiques médicales mais constitue une réponse aux défis de l'offre de soins. Elle « contribue au diagnostic, apporte l'avis spécialisé, prépare une décision thérapeutique, prescrit ou réalise des actes, prescrit des produits et assure la surveillance de l'état des patients, et, chez le patient à risque, le suivi préventif ou postthérapeutique ».

Améliorant l'accès aux soins dans les zones fragiles, la télémédecine offre une meilleure prise en charge au plus près du lieu de vie des patients et contribue à rompre leur isolement comme celui des professionnels de santé et du secteur médico-social. Elle améliore l'organisation et la prise en charge des soins par l'assurance-maladie. Ses objectifs (meilleur accès aux soins, qualité de prise en charge, réduction des événements graves, amélioration de la qualité de vie) sont admis. Le décret n° 2010-514 du 18 mai 2010 (projet régional de santé) contraint à l'élaboration d'un programme régional de télémédecine. La télémédecine repose sur le projet médical des priorités de la population d'un territoire et de ses professionnels de santé, en s'intégrant à son parcours de soins.

Des garanties sécurité-confidentialité des données (anonymisation du patient) sont offertes à l'ère des big data : intégration volontaire dans un nouveau circuit de soin, respect de la liberté de choix du patient et sécurité des échanges. Ils fondent l'art médical et les éléments clés des échanges de la télémédecine. La télémédecine s'intègre au sein d'un parcours de soins qu'elle renforce. Pensée avec et pour les usagers et les professionnels de santé, elle est une performance humaine avant d'être une solution technique.

La définition des actes médicaux de télémédecine, ainsi que leurs conditions de mise en œuvre et de prise en charge financière sont fixées par le décret n° 2010-1229 du 19 octobre 2010[7]. Elles prennent en compte les déficiences de l'offre de soins par insularité et/ou enclavement géographique (art. L6316-1 du CSP). Cinq domaines :

1. **La téléconsultation par TICS** donne au médecin la consultation à distance (art R.6316-1 CSP). L'acte médical est « synchrone », le patient et le médecin se rencontrant. Elle apporte au médecin l'écoute, l'échange et l'inspection du patient, la conduite à tenir. Le cahier des charges du 28 avril 2016 précise les informations relatives à sa mise en œuvre (périmètre, professionnels éligibles, conditions de recours, déroulé de la procédure, tarification, sécurisation des échanges, circuit de facturation, évaluation…).

2. **La téléexpertise** permet au médecin comme au professionnel médical de solliciter à distance l'avis d'un ou de plusieurs professionnels médicaux par l'intermédiaire des TICS. C'est d'abord un acte médical en action « asynchrone » (patient et médecin ne se parlant pas) : soit deux médecins se parlant à distance de la consultation initiale. Cette action ne faisait pas l'objet d'une rémunération jusqu'à présent. Les informations relatives à la mise en œuvre sont précisées dans le cahier des charges du 28 avril 2016.
3. **La télésurveillance** permet d'interpréter à distance des données recueillies sur le lieu de vie du patient, notamment les patients en ALD, en structure médico-sociale ou à domicile.
4. **La téléassistance médicale** amène le médecin ou le personnel soignant à assister l'acte d'un autre ;
5. **La régulation médicale** s'intègre dans le cadre de l'activité des Centres 15.

La télémédecine est une avancée majeure, optimisant la relation entre les soignants et leurs patients. Elle sert la situation du malade difficilement accessible. Elle complète la couverture médicale (zones éloignées, désertification médicale). Elle épargne le déplacement inutile des patients chroniques avec une prise en charge depuis le domicile.

En conclusion, la téléconsultation ne doit pas détourner le malade d'une consultation naturelle. La médecine présentielle doit être toujours, chaque fois que possible, privilégiée. Les peurs (déshumanisation, affaiblissement du lien médecin-patient, perte de confidentialité, difficulté à apprécier l'état réel du malade, l'aggravation d'un malade chronique[8]) ne sont plus fondées. Cette meilleure qualité des soins reste évolutive (droit, éthique, remboursements).

Interdire aux habitants des villages de décéder chez eux, faute de médecin ?

Christophe Dietrich, maire de Laigneville (Oise), a pris, le 17 mai 2017, un arrêté municipal interdisant les décès dans sa commune afin de tirer la sonnette d'alarme sur le manque de médecins.

« Cela fait deux fois en trois semaines que je suis confronté à un décès sur ma commune et on a mis entre quatre et six heures à obtenir un médecin pour faire constater le décès. J'ai cinq mille habitants dans ma ville, j'ai deux médecins qui partent à la retraite à la fin de l'année, pour l'instant sans remplaçant », a déploré Christophe Dietrich.

« Cet arrêté est absurde, mais c'est parce que nous sommes face à une situation absurde », a reconnu Christophe Dietrich. Le maire a affirmé que l'arrêté n'a pas été transmis au préfet qui l'aurait de toute façon jugé « illégal ». Cependant, il compte sur son coup d'éclat pour alerter le nouveau gouvernement sur le problème des déserts médicaux.

Source : *Le Parisien*, 18 mai 2017.

Tirage au sort pour être admis en faculté de médecine ? Inacceptable !

Par Patrice Queneau.

Une circulaire publiée au *Bulletin officiel* du 27 avril 2017 autorise le tirage au sort pour sélectionner les étudiants à l'entrée de certaines formations universitaires, lorsque les capacités d'accueil sont dépassées.

Cette pratique, dénoncée par les organisations étudiantes, devient officiellement possible. La justice avait déjà, localement, sanctionné certaines universités : ainsi, en juin 2016, en pleine période de résultats postbac pour les lycéens, le tribunal administratif de Bordeaux avait pris une décision invalidant la sélection d'un étudiant par tirage au sort.

Que contient la circulaire ?

« Si, à l'issue du classement établi par application des critères mentionnés ci-dessus, il est nécessaire, compte tenu de la capacité d'accueil dans la formation de l'établissement considéré, d'arrêter un choix entre des candidats ayant un même ordre de priorité, il est recouru à un tirage au sort entre ceux-ci. »

Ce texte devait concerner entre autres les filières sportives et médicales. *In fine*, la première année de médecine devrait échapper encore au tirage au sort en cette année 2017. C'est heureux, mais pour combien de temps ? Quoi qu'il en soit, je considère comme inacceptable un quelconque tirage au sort pour être admis en faculté de médecine… comme dans les autres filières universitaires.

(D'après Rozenn Morgat, *La Croix*, 28 avril 2017.)

Ensemble, échangeons librement sur ce sujet, vous pouvez nous joindre.

Conclusions

Désigné comme le pivot de notre système de santé, le médecin généraliste, médecin de premier recours, est aussi le référent du malade complexe suivi par d'autres spécialistes et recevant plusieurs traitements. Son rôle est également majeur dans la prévention (facteurs de risques, addictions, vaccinations, accidents médicamenteux, voyages...). Conseiller et souvent confident, ainsi que repère dans notre vie parsemée d'embûches, il assume aussi sa mission d'éducateur sanitaire, d'où la nécessité d'une très vaste culture médicale.

Historiquement, la médecine générale était considérée comme une noble profession, celle du médecin de famille qui dispensait soins et conseils tout au long de la vie.

Après une période moins valorisante due à l'éclosion des spécialités d'organes, la médecine générale a retrouvé ses lettres de noblesse en devenant spécialité à part entière en 2004 avec la création d'un troisième cycle universitaire de trois ans et d'un accroissement des stages chez les praticiens.

Si l'on veut une médecine générale de qualité, il faut qu'elle consacre le temps nécessaire à chaque malade pour sa mise en confiance, son interrogatoire, son examen clinique, avant de demander *si nécessaire, les examens complémentaires* de façon *hiérarchisée et ciblée* en fonction des *hypothèses diagnostiques*. C'est la *médecine humaine* souhaitée par les malades. Cette médecine réfléchie, « sobre », évite de nombreux bilans et traitements inutiles, coûteux, voire dangereux. Elle conjugue efficacité et humanisme.

Malheureusement, cette passionnante médecine générale est aujourd'hui délaissée par les étudiants, victime de la dégradation de son image. D'où une baisse spectaculaire (moins 8 % en dix ans) des effectifs des médecins généralistes libéraux, à l'origine de déserts médicaux menaçant l'égalité d'accès aux soins. Les prévisions récentes de la Direction de la recherche, des études, de l'évaluation et des statistiques (DRESS) sont alarmantes : moins 24 % de médecins libéraux en quinze ans, entre 2012 et 2027.

Cette situation est très inquiétante, humainement pour les malades et économiquement pour la société.

Que proposons-nous ?

I. Procéder à une évaluation précise et actualisée des besoins en fonction des nouveaux modes d'exercice

Raisonner à partir du temps médical disponible et non plus du nombre absolu de praticiens par bassin d'activité, du fait des nouveaux modes d'exercice des médecins souhaitant mieux concilier vie professionnelle et vie privée et en tenant compte de l'ensemble des missions du médecin, incluant notamment la prévention et la prédiction.

II. Réformer en profondeur la sélection des futurs généralistes et leur formation en 1re année de médecine

Le concours d'entrée en médecine a prouvé son incapacité à sélectionner les futurs meilleurs généralistes motivés dont nos malades ont besoin.

Deux prérequis pour se présenter au concours d'entrée en médecine :

- Être titulaire d'un brevet de secourisme.
- Avoir effectué un *stage* d'au moins une semaine en milieu hospitalier ou chez un médecin libéral.

A. Dans l'immédiat

Médicaliser et humaniser la formation en 1re année et lors des épreuves de l'actuel concours d'entrée en médecine :
1. *Renforcer l'apprentissage de la séméiologie (symptômes des maladies) et des sciences humaines et sociales*, qui doivent peser davantage dans la note du concours.

2. *Introduire des épreuves orales et des entretiens de personnalité*, ainsi que de motivation et d'aptitude à devenir médecin.

3. *Orienter résolument l'enseignement des sciences fondamentales, souvent trop théorique, vers une meilleure appréhension de la médecine.*

4. *Diversifier le recrutement* par l'accueil d'étudiants issus d'autres sections que le baccalauréat S et *créer un baccalauréat « Sciences de la vie et de la santé »* (dans l'esprit de l'ancien bac D).

5. *Adapter le* numerus clausus aux réels besoins en généralistes.

6. Compte tenu de la gravité de la pénurie de médecins généralistes, *créer si besoin une « filière spécifique de médecine générale » au concours d'entrée en médecine.*

B. Dès que possible

Supprimer le concours de fin de 1re année et sélectionner les étudiants avant *l'entrée à l'université par l'addition des « notes académiques »* (obtenues en classes de première, de terminale et lors du baccalauréat), *et des notes obtenues lors d'épreuves orales* et d'entretiens de personnalité, de motivation et d'aptitude, en se rapprochant des modalités en place au Québec ou en Allemagne par exemple.

III. Axer la formation sur la compétence diversifiée exigible d'un futur médecin généraliste

1. *Dès la 2e année du 1er cycle et tout au long des 2e et 3e cycles d'études, renforcer* :

- Le *tutorat et le compagnonnage* par les chefs de clinique et les internes.
- La *formation clinique concrète axée sur la compétence pratique* par :
  - des stages hospitaliers avec prise d'observations détaillées de malades, lues et argumentées en présence de seniors avec contrôle des acquis ;
  - des stages ambulatoires de médecine générale pour tous les étudiants de deuxième cycle, ce qui impose de recruter de nouveaux maîtres de stage des universités.
- La *formation concrète en pharmacologie et en thérapeutique*, axée sur l'apprentissage de la décision thérapeutique optimale personnalisée à chaque malade, essentielle, aidée par les formations par e-learning et par simulation.
- La *formation à la lecture critique d'articles* (LCA) pour former à l'esprit d'analyse critique.
- La *formation à la prévention, l'épidémiologie, la santé publique, l'économie de la santé et l'éthique médicale* ;
- Les évaluations axées sur la *compétence réelle*, dans l'esprit du nouveau « Certificat de compétence clinique » national.

2. *Transformer l'entrée en troisième cycle, correspondant aux fonctions d'interne* :

- Remédier à un *deuxième cycle trop exclusivement tourné vers les épreuves classantes nationales* (ECN) en remédiant à leurs effets pervers (bachotage et moindre assiduité aux stages), entre autres par une *validation très exigeante des stages*.
- *Renforcer les épreuves de dossiers de cas clinique* évaluant la capacité réelle de décision de l'étudiant lors de ces ECN.

• Soutenir l'épreuve de *lecture critique d'articles.*
• *Exiger que tout candidat, français ou étranger, ayant effectué son 2e cycle d'études médicales en France ou dans tout autre pays de l'Union européenne, ne puisse s'inscrire aux* ECN *qu'après avoir validé le « Certificat de compétence clinique » français.*

3. *Accentuer la formation pratique du diplôme d'études spécialisées (DES) de médecine générale (3e cycle) à la faveur :*
• De *stages obligatoires en médecine générale*, aux urgences et/ou en SAMU/SMUR ainsi que dans les quatre pôles suivants : gynécologie, pédiatrie, psychiatrie et gériatrie.
• D'un *stage ambulatoire* en soins primaires en autonomie supervisée (SASPAS) avec prise de responsabilités encadrées progressives.

4. *Ouvrir la médecine générale à des pratiques complémentaires via certaines formations spécialisées transversales (FST)* : urgences, gériatrie, médecine de la douleur, addictologie, allergologie…

5. *Raccourcir d'un an le bloc formé par les deux premiers cycles* (cinq années au lieu de six actuellement) pour tous les étudiants à la faveur d'une forte médicalisation du premier cycle.

6. *Veiller à la santé physique et psychique des étudiants en médecine.* Prévenir et prendre en charge les dépressions et les risques de burn-out.

IV. Améliorer les conditions d'exercice

1. *Améliorer dès l'installation les modalités d'exercice*, notamment en déchargeant les généralistes de tâches administratives chronophages afin de libérer du « temps médical ».

2. *Adapter les conditions d'exercice aux souhaits d'équilibre entre vie professionnelle et vie privée.*

3. *Développer et soutenir financièrement les maisons de santé pluridisciplinaires (MSP)*, notamment en *zones sous-dotées* (et pas exclusivement) selon une *gestion restant aux mains des professionnels de santé* ; et rapprocher ces maisons de santé des universités.

4. Encourager et revaloriser *la visite à domicile*, en ville comme en milieu rural.

5. *Refonder le mode de rémunération* en tenant compte de la grande variété des soins dispensés par le généraliste, comme l'a ébauché la convention 2017 et rapprocher le niveau de cette rémunération de celles des autres grands pays européens.

6. *Créer un profil de carrière* qui prenne en compte l'expérience et l'activité réelle des praticiens, ainsi que le développement professionnel continu (DPC).

7. *Veiller à la santé des médecins.*

V. Lutter contre les déserts médicaux : soigner est un devoir

Pas d'obligation d'installation des jeunes médecins en zones sous-dotées, mais :
1. *Renforcer inlassablement toutes les mesures d'incitations possibles* (professionnelles, administratives, financières...).

2. *Développer et soutenir financièrement les maisons de santé pluridisciplinaires (MSP), notamment en zones sous-dotées.*

3. *Organiser des consultations délocalisées obligatoires* assurées par tous les médecins de la région (« missions territoriales »), qu'ils soient libéraux, salariés ou hospitaliers, afin de garantir notamment un accès aux soins urgents en moins de 30 minutes.

4. *Développer la télémédecine*, avancée majeure, notamment dans les zones sous-dotées, mais seulement en complément de la médecine présentielle.

Patrice QUENEAU et Claude DE BOURGUIGNON

Le médecin généraliste, avenir de la médecine !

À vous, étudiants et jeunes médecins, nous disons : soyez fiers d'être généralistes !

On vous décrit vivant dans l'éphémère des remplacements, hésitant à vous installer, et on vous découvre prêts à servir et à soigner. Pourquoi seriez-vous moins enthousiastes que vos aînés ?

Ayez confiance en vous, en vos capacités d'effort jusqu'au dépassement de vous-même.

Ayez confiance en votre générosité, en votre dévouement, en votre désir de soulager la souffrance.

Alors vous serez ce médecin généraliste qui tend la main, qui écoute et apaise, ce médecin que les patients attendent avec impatience, cet homme de science et de conscience, d'expérience et de bon sens, de confiance et d'espérance.

C'est pour vous permettre de croire en ce bel avenir que nous avons écrit ce livre.

Soyez également assurés de cela : vous êtes irremplaçables pour l'équilibre de notre société.

Rien ne pourra vous arrêter dans votre détermination et votre fierté de soigner les malades !

Enfin, ne l'oubliez jamais : « La médecine est la plus belle des sciences humaines ! »

Postface

Bernard Accoyer

Alors que la médecine connaît des avancées majeures, des progrès inimaginables, alors que le diagnostic comme les traitements bénéficient de technologies spectaculaires, il ne faut pas oublier que la médecine, c'est avant tout, d'une part, des hommes, des femmes, des enfants en souffrance et, d'autre part, encore des hommes, des femmes pour apaiser et heureusement le plus souvent guérir ces souffrances. Et la médecine générale constitue encore la dimension la plus emblématique de ce colloque singulier qui restera toujours d'actualité.

Admiratif de ces nouvelles technologies, de ces nouvelles techniques, de ces machines et dispositifs sans cesse plus performants, de ces protocoles toujours plus précis, je suis en même temps frappé par le ressenti qui trop souvent résulte de ces parcours pourtant généralement vainqueurs de pathologies de toutes sortes qui les ont suscités.

Mais, comme dans les secteurs les plus sûrs, telle l'aviation commerciale, c'est finalement l'homme, ou la femme, qui « est aux manettes » qui est considéré comme le moins performant de la chaîne alors que, sans lui, sans elle, ni le bon diagnostic ni le bon traitement n'auraient permis au malade de disposer de meilleures chances pour guérir. En ce début de XXIe siècle, à l'heure de la précision étonnante de l'imagerie médicale, à l'heure d'une aide au diagnostic de plus en plus précise, à l'heure de la robotique chirurgicale et des médicaments *biotech* aux résultats inespérés, finalement je crois que le médecin, avec ses connaissances et son expérience, dans son humanité, sa psychologie de compréhension et d'empathie, ses émotions reste encore, et c'est heureux, essentiel.

C'est pour cela que le médecin généraliste demeurera toujours le pilier central de tout système de soins digne de ce nom.

Quel métier et quelle mission magnifiques que d'être le premier mais aussi bien souvent le dernier recours !

Quelle émouvante valorisation que de disposer du pouvoir de soulager, de soigner, de sauver, de guérir ou à défaut d'accompagner au mieux celui, celle ou ceux qui souffrent.

Pourtant, au moins en France, la médecine générale est au centre de paradoxes tenaces, à commencer par sa considération et sa rétribution qui devraient pourtant être parmi les plus élevées des professions de santé et de service.

Oui, il est temps de revisiter le cursus de formation et le rôle et la place de chacun des acteurs dans notre système de soins.

C'est parce que je suis convaincu que dans cette chaîne de soins la place essentielle est celle de la médecine générale et qu'elle ne saurait être que d'excellence, que cet ouvrage constitue une contribution importante à l'indispensable réforme sanitaire que nous attendons.

Nuls mieux que Patrice Queneau et Claude de Bourguignon ne pouvaient apporter un meilleur témoignage. Leur culture, leurs longs parcours personnels et professionnels, d'une intensité et d'une qualité dont je peux témoigner, sur le terrain et à l'Académie de médecine, où ils ont conduit une longue et profonde réflexion personnelle, font d'eux les observateurs et les analystes idéaux. Leur ouvrage a le mérite d'être fondateur.

Qu'ils en soient remerciés.

Docteur Bernard ACCOYER,
membre de l'Académie nationale de chirurgie.

Annexe

Lettre de madame la professeur Geneviève Grégoire, vice-doyenne de l'Université de Montréal, concernant la sélection des candidats dans les facultés de médecine québécoises (30 janvier 2017) :

« Bonjour professeur Queneau,

Votre message a voyagé jusqu'à moi. J'espère pouvoir répondre, du moins en partie, à vos interrogations. Nous visons à sélectionner des candidats ayant des qualités non cognitives (relationnelles, humaines, etc.) en plus de leur performance académique. Les critères d'admission varient grandement dans les différentes universités canadiennes. Je suis plus au fait des critères de sélection dans les universités québécoises.

À l'Université de Montréal, de Sherbrooke et de Laval, les résultats académiques antérieurs sont utilisés afin de déterminer la liste des candidats qui seront convoqués aux mini-entrevues multiples (MEM). La sélection finale des candidats se fait sur la base de ces deux modalités (cote de rendement académique et MEM), pour un pourcentage de 50 % chacune. À l'Université McGill, une autre modalité est ajoutée, soit la note autobiographique avec CV. La pondération est donc différente pour eux. L'Université McGill fait aussi des mini-entrevues multiples.

À l'entrée en médecine, l'étudiant n'a pas à choisir dès le début s'il se dirige vers une spécialité ou la médecine de famille (médecine générale).

Nous visons en général à former des médecins ayant une très bonne base de généralisme avant d'accéder à un deuxième processus de sélection, où les médecins se dirigent vers une résidence (= un internat) en médecine de famille ou en spécialité.

Nous avons différentes activités (cours et stages) visant à promouvoir la médecine de famille. Le gouvernement du Québec offre maintenant 55 % des postes de résidence en médecine de famille.
Ailleurs au Canada, certaines facultés utilisent les tests de jugement situationnel en ligne, je crois que certains utilisent encore le MCAT, qui est un examen écrit d'admission évaluant principalement des connaissances scientifiques de base et de communication, et la plupart des universités font aussi des mini-entrevues multiples et, finalement, les notes académiques antérieures ont une place variable d'un programme à l'autre. La province de l'Ontario a un processus d'admission centralisé. Bien sûr, tous ces processus visent à sélectionner les meilleurs candidats qui pourraient devenir des médecins compétents et nous avons une perspective globale très généraliste dans nos critères d'admission initiaux.
J'espère que ces quelques informations vous seront utiles.
Je vous prie d'agréer, professeur, l'expression de mes sentiments les meilleurs. »

Geneviève GRÉGOIRE, MD, FRCPC,
vice-doyenne aux études médicales de premier cycle,
faculté de médecine, Université de Montréal.

Lettre publiée avec l'aimable autorisation de madame le professeur Geneviève Grégoire que nous remercions chaleureusement.

Notes

1. Michel Serres, membre de l'Académie française, « L'éducation médicale vue par un philosophe », Conférence 135, *Pédagogie médicale*, 2006, 7 (3), p. 135-141.

Avertissement aux lecteurs

1. Queneau P., *Être médecin à Villiers-le-Bel, une éthique au quotidien. Hommage au docteur Lionel Bécour*, Paris, L'Harmattan, 2010.

PREMIÈRE PARTIE

Une vie de médecin généraliste, témoignage et réflexions

CHAPITRE 2

La médecine générale, une image déclassée

1. Bienvault P., « Revenus des médecins, le grand écart », *La Croix*, 1er mars 2013.

CHAPITRE 4

La « valeur » de la consultation du généraliste !

1. Kervasdoué J. de, « Une étude souligne l'indigence financière de la médecine générale en France », *legeneraliste.fr*, 12 octobre 2014 (http://www.legeneraliste.

fr/actualites/article/2014/10/12/une-etude-souligne-lindigence-financiere-de-la-medecine-generale-en-france_2522718).
2. Jeanblanc A., « Ils se suicident plus que les salariés de France Télécom », *Le Point*, février 2014. Delépine N., « Suicide des médecins : silence médiatique sur un massacre programmé du système de santé », *Atlantico.fr*, 12 août 2013 (http://www.atlantico.fr/decryptage/suicide-medecins-silence-mediatique-massacre-programme-systeme-sante-nicole-delepine-800861.html/page/0/1).

CHAPITRE 5

Perception et souhaits du rôle du médecin généraliste par les patients

1. Brodin M., *Les Français et la médecine. Attentes et représentations*, Paris, Centre Laennec, 2004 (tome 52), p. 35.
2. Olaya É. et coll., *Étude des mutations de la médecine générale*, Lyon, Mutations médecine générale-URMLRA-CRAES-CRIPS, juillet 2005.
3. *Ibid.*
4. Mantz J.-M., Wattel F., « Importance de la communication dans la relation soignant-soigné », *Bulletin de l'Académie nationale de médecine*, 2006, 190 (9), p. 1999-2011.
5. Michel F.-B., Loisance D., Couturier D., Charpentier B., « Un humanisme médical pour notre temps », *Bulletin de l'Académie nationale de médecine*, 2011, 195 (6), p. 1345-1368.

CHAPITRE 8

Alors, quel avenir pour la médecine générale ?

1. Ambroise-Thomas P., « L'amour du métier demeure inchangé », *Le Quotidien du médecin*, rubrique « La médecine générale vue de la planète Académie », 11 juillet 2011.
2. *Étude des mutations de la médecine générale. Enquête auprès des internes en médecine générale de Rhône-Alpes*, Lyon URML Rhône-Alpes, n° 488, février 2005.

CHAPITRE 9

Conclusions de cette expérience personnelle

1. Véga A., Cabé M.-H., Blandin O., « Cessation d'activité libérale des médecins généralistes : motivations et stratégies », *DRESS*, 2008, n° 6.

DEUXIÈME PARTIE

Éloge du médecin généraliste

CHAPITRE 10

Une histoire vraie, tragique et instructive

1. Queneau P., « Une douleur "banale" peut en cacher une autre : l'arthrose a bon dos… parfois et l'embolie pulmonaire peut tuer », *Douleurs*, 2002, 3 (4), p. 159-161.
2. Titre d'un éditorial inspiré par cette histoire (Queneau P., *ibid.*).

CHAPITRE 12

Quelle science médicale ?
Une médecine fondée sur les preuves
(*Evidence-based medicine*)

1. Grahame-Smith D., « Evidence-based medicine : Socratic dissent », *BMJ*, 1995, 310, p. 1126-1127. Rosenberg W., Donald A., « Evidence-based medicine : An approach to clinical problem-solving », *BMJ*, 1995, 310, p. 1122-1126.
2. Sackett D. L., Rosenberg W., Muir Gray J. A., Brian Haynes R. B., Richardson W. S., « What it is and what it isn't ? » (Editorial) *BMJ*, 1996 ; 312 : p. 71-72.
3. L'Evidence-Based Medicine Working Group, « Evidence-based medicine : A new approach to teaching the practice of medicine, based on the user's guides to evidence-based medicine », *JAMA*, 1992, 268 (17), p. 2420-2425. Cet article est signé par Gordon Guyatt, David Sackett et neuf autres membres des Departments of Medicine and Clinical Epidemiology and Biostatistics, McMaster University Hamilton, Ontario, associés à un collectifs d'auteurs canadiens et américains et par un Français, le professeur Joël Ménard, du centre de médecine.
4. Ensemble de règles opératoires dont l'application permet de résoudre un problème énoncé au moyen d'un nombre fini d'opérations. Un algorithme peut être traduit, grâce à un langage de programmation, en un programme exécutable par un ordinateur. (Source : http://www.larousse.fr/dictionnaires/francais/algorithme/2238#s0Om0etVaeBFWUTX.99.)
5. Michel Serres, cité dans Mascret D., « Êtes-vous un bon docteur ? », *Impact médecine*, 16 décembre 2002.
6. Queneau P., Mascret D., *Le malade n'est pas un numéro ! Sauver la médecine*, Paris, Odile Jacob, 2004.
7. Langewitz W., Denz M., Keller A., Kiss A., Rüttimann S., Wössmer B., « Spontaneous. Talking time at start of consultation in outpatient clinic : Cohort study », *BMJ*, 2002, 325, p. 682-683.

8. Couturier D., David G., Lacourt D., Sraer J.-D. , Sureau C., *La Mort de la clinique ?*, Paris, PUF, 2009.
Matuchansky C., « Lifelines », *Lancet* 2015, 386, p. 2539-2540 (Wakley Prize Essay).

CHAPITRE 13

Savoir écouter et croire le malade douloureux

1. Queneau P., Ostermann G., Grandmottet P., *La Douleur à bras-le-corps*, Paris, Éditions Médicis, 2007.
2. *Ibid.*
3. Laurent B., « Douleur chronique : son retentissement émotionnel et cognitif », communication à l'Académie nationale de médecine, séance du 5 mai 2015, *Bull. Acad. nat. méd.* 2015, 199 (4-5), p. 543-554.

CHAPITRE 14

Revaloriser le temps consacré au malade

1. Wenger N., Méan M., Castioni J., Marques-Vidal P., Waeber G., Garnier A., « Allocation of internal medicine resident time in a Swiss hospital : A time and motion study of day and evening shifts », *Ann. Intern. Med.*, 2017, 166 (8), p. 579-586.
2. Bocher R., présidente de l'Intersyndicat national des praticiens hospitaliers psychiatres (INPH), *in Quotidien du médecin*, article de Stéphane Long, 18 février 2017.
3. « Construire l'avenir à partir des territoires » (lagrandeconsultation.medecin.fr sur le site du Conseil national de l'ordre des médecins).
4. Queneau P., Mascret D., *Le malade n'est pas un numéro !*, *op. cit.*
5. Quéré F., *L'Éthique et la Vie*, Paris, Odile Jacob, 2006.
6. Mantz J.-M., *L'Éthique médicale en questions. 105 questions d'actualité*, Paris, Lavoisier médecine sciences, 2e édition, 2016.

CHAPITRE 15

Prises de sang, échographie, scanner et IRM pour tous ?

1. Dequin P.-F., « Argumenter l'apport diagnostique d'un examen complémentaire, ses risques et son coût », *in* P. Queneau, J.-M. Mantz et coll., *Apprentissage de l'exercice médical et éthique médicale*, APNET, Medline, 2002, p. 114.
2. Hanslik T., Flahault A., « La surmédicalisation : quand trop de médecine nuit à la santé », *La Revue de médecine interne*, 2016, 37, p. 201-205.
3. Prigent A., « Les progrès de l'imagerie, source de surtraitement », *Le Figaro*, 25 octobre 2016.

4. Dubousset J., *L'Usage des rayons X au cours de l'imagerie diagnostique et interventionnelle, à l'exclusion de la radiothérapie*, rapport à l'Académie nationale de médecine le 15 novembre 2016 (www.academie-medecine.fr).
5. Gallois P., « Une surmédicalisation à risque pour le patient et la société », *Médecine*, 2013, 9 (8), p. 340-342, éditorial.

CHAPITRE 16

Le bonheur remboursé par la Sécurité sociale ?

1. Mornex R., *Améliorer la pertinence des stratégies médicales*, rapport à l'Académie nationale de médecine, *Bulletin de l'Académie nationale de médecine*, 2013, 197 (4-5), p. 1033-1049.
2. Queneau P., Mascret D., *Le malade n'est pas un numéro !*, *op. cit.*
3. Mornex R., *Améliorer la pertinence des stratégies médicales*, *op. cit.*

CHAPITRE 18

Quand le médecin « se prescrit lui-même »

1. Balint M., *Le Médecin, son malade et la maladie*, Paris, Payot, 2003.
   Balint M., Enid Balint E., *Techniques psychothérapeutiques en médecine*, Paris, Payot, 2006.
2. Sapir M., *La Formation psychologique du médecin*, Paris, Payot, 1972.
   Sapir M., *Soignant-soigné : le corps à corps*, Paris, Payot, 1980.

CHAPITRE 20

Le médecin au cœur de l'automédication

1. Queneau P., Mascret D., *Le malade n'est pas un numéro !*, *op. cit.*

CHAPITRE 21

Le généraliste : un éventail de fonctions et de… missions !

1. Barker I., Stevenson A., Deeny S. R., « Association between continuity of care in general practice and hospital admissions for ambulatory care sensitive conditions : Cross sectionnal study of routined collected, person level data. », *BMJ*, 2017, 356, p. j84.
2. Tammes P., Salisbury C., « Continuity of primary care matters and should be protected. », *BMJ*, 2017, 356, p. j373.
3. Jaffiol C., Godeau P., Grosbois B., au nom de la Commission XVI de l'Académie nationale de médecine, « Prise en charge des maladies chroniques :

redéfinir et valoriser le rôle du médecin généraliste. », *Bull. acad. nat. méd.*, 2016, 200 (6).

4. Salle B., Lasfargues G., Duhamel J.-F., Bégué P., « Il est urgent de réviser l'enseignement futur de la pédiatrie pour les internes de pédiatrie et pour les internes de médecine générale », communiqué adopté à l'Académie nationale de médecine, séance du 26 mai 2016, *Bulletin de l'Académie nationale de médecine*.
5. *Ibid.*
6. Bégué P., « La vaccination demeure un des fondements de la médecine préventive ». En réponse à une pétition contre les vaccins combinés du nourrisson. Communiqué adopté à l'unanimité lors de la séance de l'Académie nationale de médecine le 16 juin 2015, *Bulletin de l'Académie nationale de médecine*, 2015, 199 (6), p. 943-945.
7. Raude J., « La vaccination à l'épreuve de la société post-factuelle », communication à l'Académie nationale de médecine, séance du 21 mars 2017, *Bulletin de l'Académie nationale de médecine*, sous presse.
8. Barnett K., Mercer S., Norbury M., Watt G. et coll., « Epidemiology of multimorbidity and implications for health care, research and medical education : A cross-sectional study », *Lancet*, 2012, 380, p. 37-43.
9. Boyd C. M., Darer J., Boult C., Fried L. P., Boult L., Wu A. W., « Clinical practice guidelines and quality of care for older patients with multiple comorbid diseases : Implications for pay for performance », *JAMA*, 2005, 294, p. 716-724.
10. Quentin B., « Euthanasie : vrai pouvoir sur soi donné aux vieux ou simple angoisse des jours devant la douleur », *Gérontologie et Société*, 2012, 143, p. 173-184.
11. Séance dédiée à l'Académie nationale de médecine du mardi 27 juin 2017, *Bulletin de l'Académie nationale de médecine*, sous presse : « Activités physiques et sportives : des preuves scientifiques à la prise en compte par les pouvoirs publics en prévention », organisateur Claude-Pierre Giudicelli. Duclos M., « Le concept d'activité physique pour la santé ». Toussaint J.-F., « Comment modifier les comportements vis-à-vis de l'activité physique ? (moyens, structures, impact des objets connectés, etc.) ». Rivière D., « Le concept de prescription de l'activité physique ».
12. Décret n° 2016-1990 du 30 décembre 2016 relatif aux conditions de dispensation de l'activité physique adaptée prescrite par le médecin traitant à des patients atteints d'une affection de longue durée. Pedersen K., Saltin B., « Exercise as medicine : Evidence for prescribing exercise as therapy in 26 different chronic diseases », *Scand. J. Med. Sci. Sports*, 2015, 25 (suppl. 3), p. 1-72.
13. Queneau P., Rieu M., Lecomte D., Goullé J.-P., Probst V., Jouven X., *Mort subite au cours des activités physiques et sportives. Recommandations pour des mesures préventives*, rapport à l'Académie nationale de médecine, 1er octobre 2015, *Bulletin de l'Académie nationale de médecine*.
14. Queneau P., Hamonet C., Thoumie P., Avouac B., Maurel F., Le Pen C., Calmels P., « Efficiency of the low back belt lombacross activity in subacute low back pain », *Poster at Eular*, 2007, 66 (suppl. II), p. 241.

CHAPITRE 22

Le secret médical

1. *Code de la santé publique*, mise à jour 2010, art. R.4127-4.
2. *Code de la santé publique*, mise à jour 2010, art. R.4127-4. *Code de déontologie médicale*, 2004, art. 4, in *Code de la santé publique*, mise à jour 2010.
3. Mantz J.-M., *L'Éthique médicale en questions*, *op. cit.*, p. 12-13.

CHAPITRE 23

Le courage de soigner

1. Weber J.-C., *Le Courage de soigner*, Strasbourg, Centre européen d'enseignement et de recherche en éthique (CEERE), 2016. Jean-Christophe Weber est professeur de médecine interne à l'université de Strasbourg.

TROISIÈME PARTIE

Médecins généralistes : une espèce en voie de disparition ? Les déserts médicaux, grande priorité nationale

CHAPITRE 25

La médecine générale boudée par les étudiants

1. Nicomède R., *Étude sur la répartition des médecins généralistes*, Ordre national des médecins, avril 2012.
2. Gattuso C., *in Quotidien du médecin* du 10 septembre 2015.
3. Saint-Roman H. de, *in Quotidien du Médecin*, 23 janvier 2017.

CHAPITRE 28

Un concours d'entrée en médecine inadapté

1. Loi 79-565 du 6 juillet 1979 relative aux études médicales et pharmaceutiques. *Journal officiel*, 7 juillet 1979, p. 1644-1645.
2. Huguier M., Bertrand D., Milhaud G., « Les accès à l'exercice de la médecine en France », rapport à l'Académie nationale de médecine adopté lors de la séance du 18 avril 2017, *Bull. acad. nat. méd.*, sous presse.

CHAPITRE 30
L'Europe fait exploser le *numerus clausus*

1. La DREES, Direction de la recherche, des études, de l'évaluation et des statistiques, est une direction de l'administration centrale des ministères sanitaires et sociaux.

CHAPITRE 31
Le drame des déserts médicaux : recherche médecins généralistes désespérément !

1. *Le Généraliste*, 11 mai 2017.
2. DREES : la Direction de la recherche, des études, de l'évaluation et des statistiques est une direction de l'administration centrale des ministères sanitaires et sociaux.
3. Loi Touraine, art 118 II, 1, a. Roux C., « Déserts médicaux : ces initiatives locales qui marchent », *Le Généraliste*, 21 février 2017.
4. Source : *legeneraliste.fr*.
5. Source : *lequotidiendumedecin.fr*, débat, 01 mars 2017.
6. Roux C., *Le Généraliste*, 16 février 2017.
7. Source : *legeneraliste.fr*.

QUATRIÈME PARTIE
Révolutionner le concours d'entrée en médecine et le premier cycle des études médicales

1. Idriss Aberkane (*in* « Entretien avec Christian Delahaye », *Quotidien du médecin*, 3 novembre 2016), auteur de *Libérez votre cerveau*, Paris, Robert Laffont, 2016.

CHAPITRE 33
Deux prérequis pour s'inscrire au concours d'entrée en médecine

1. Queneau P., Rieu M., Lecomte D., Goullé J.-P., Probst V., Jouven X., *Mort subite au cours des activités physiques et sportives. Recommandations pour des mesures préventives, op. cit.*
2. Queneau P., Mascret D., *Le malade n'est pas un numéro !, op. cit.*

3. « Une évolution positive dans le département de la Loire ! Tous les collégiens de troisième seront désormais formés aux premiers secours », *Le Progrès de la Loire,* 2 avril 2017.

CHAPITRE 34

Un bon médecin n'est pas forcément un « matheux » !

1. Orsenna E., *La Vie, la mort, la vie. Louis Pasteur,* Paris, Fayard, 2017, p. 27.
2. Serres M., « L'éducation médicale vue par un philosophe », *Pédagogie médicale. Revue internationale francophone d'éducation médicale,* 2006, 7, p. 135-141.

CHAPITRE 35

Le concours d'entrée en médecine sélectionne-t-il des disques durs d'ordinateur ?

1. Lévy P., Romanet J.-P., Palombi O., Pagonis D., « Les évolutions pédagogiques liées au numérique dans le champ de la santé », séance du 20 octobre 2015, *Bull. acad. nat. méd.,* 2015, 199 (7), p. 1135-1141.
2. *Ibid.*

CHAPITRE 36

Médicaliser et humaniser le concours d'entrée

1. Avec les doyens Gaston Meyniel (Clermont-Ferrand) et André Gouazé (Tours), successivement présidents de la Conférence des doyens des facultés de médecine.
2. Tubiana M., *Histoire de la pensée médicale. Les chemins d'Esculape,* Paris, Flammarion, 1995.

CHAPITRE 37

Introduire des épreuves orales avec entretiens pour sélectionner les futurs médecins

1. Des études récentes québécoises démontrent que « ces notes *académiques* [...] sont valides, fiables, équitables ». Cependant, les auteurs reconnaissent qu'il « subsiste de légères iniquités dans la moyenne cumulative en fonction de l'âge et du genre de l'étudiant, iniquités qui ne sont pas liées aux succès académiques antérieurs ». (Harvey L., Hébert M.-H., Simard C., « Qualités des dossiers universitaires : analyse d'un programme de formation en enseignement », *La* Revue *internationale de pédagogie de l'enseignement supérieur* [Ripes], 2016, Varia).

2. D'après Bertereau V., *L'Étudiant*, 18 février 2016.
3. Stromboni C., « À Angers, la fac de médecine opère sa révolution », *Le Monde* 26 octobre 2016.

CHAPITRE 38

Créer une « filière spécifique de médecine générale » pour sélectionner de futurs généralistes motivés ?

1. Décret n° 2017-632 du 25 avril 2017 (*JO* du 27 avril 2017) relatif aux conditions de détermination des zones caractérisées par une offre de soins insuffisante ou par des difficultés dans l'accès aux soins ou dans lesquelles le niveau de l'offre est particulièrement élevé. Le décret a pour objet de préciser les modalités selon lesquelles le directeur général de l'agence régionale de santé détermine ces zones pour chaque profession dans l'optique des mesures incitatives à prendre.

CINQUIÈME PARTIE

Deux objectifs majeurs pour la formation en deuxième et troisième cycle : compétence et indépendance

CHAPITRE 40

Tout pour le malade !

1. Mornex R., *Améliorer la pertinence des stratégies médicales, op. cit.*
2. Jacques Lucas (vice-président du Conseil national de l'ordre des médecins, délégué général aux systèmes d'information en santé), « L'ubérisation de la médecine en marche : numérique et éthique », communication lors de la séance dédiée aux « Avantages et risques du développement de la santé connectée » à l'Académie nationale de médecine du 17 janvier 2017, *Bulletin de l'Académie nationale de médecine*.
3. Albert-Claude Benhamou (chirurgien vasculaire, UPMC, Paris. Chargé de mission auprès du recteur de l'Agence universitaire de la francophonie et conseiller pour le développement directeur de l'Université numérique francophone des sciences de la santé et du sport), « Les grands enjeux de la santé connectée et des formations numériques en santé », communication lors de la séance dédiée aux « Avantages et risques du développement de la santé connectée » à l'Académie de médecine le 17 janvier 2017, *Bulletin de l'Académie nationale de médecine*.

4. « Avantages et risques du développement de la santé connectée », organisateur : Albert-Claude Benhamou, séance dédiée à l'Académie nationale de médecine 17 janvier 2017, communications.

CHAPITRE 41

Avis de tempête sur la formation clinique à l'heure des grands nombres d'étudiants !

1. Queneau P., « Avis de tempête sur la formation clinique », éditorial, *Médecine*, mars 2015, p. 100-103.
2. Sylvestre J.-M., *Une petite douleur à l'épaule gauche*, Paris, Ramsay, 2003.
3. Gupta S., Saint S., Detsky A. S., « Hiding in plain sight. Ressurecting the power of inspecting the patient, Jama internal medicine », *JAMA Intern. Med.*, juin 2017, 177 (6), p. 757-758.
4. Mornex R., *Améliorer la pertinence des stratégies médicales*, *op. cit.*

CHAPITRE 43

Un foisonnement d'innovations pédagogiques

1. Benhamou A.-C., « Les grands enjeux de la santé connectée et des formations numériques en santé », art. cit.
2. Séance thématique du 20 octobre 2015 de l'Académie nationale de médecine : Cosson M., Crépin G., « Innovations pédagogiques en médecine : mannequins, jeux de rôles et avatars », *Bull. acad. nat. méd.*, 2015, 199 (7), p. 1133-1134, séance du 20 octobre 2015.
   Lévy P., Romanet J.-P., Palombi O., Pagonis D., « Les évolutions pédagogiques liées au numérique dans le champ de la santé », art. cit.
   Duburcq-Gury É., Poissy J., Jourdain M., « Mannequins simples et complexes pour l'enseignement initial et continu des gestes », *Bull. acad. nat. méd.*, 2015, 199 (7), p. 1143-1152.
   Pasquier P., Gaudry S., Tesnière A., Mignon A., « Jeux sérieux et avatars », *Bull. acad. nat. méd.*, 2015, 199 (7), p. 1153-1164.
   Verborg S., Cartier I., Berton J., Granry J.-C., « Les simulations de consultations et la question des acteurs. Patients simulés ou standardisés », *Bull. acad. nat. méd.*, 2015, 199 (7), p. 1165-1172.

CHAPITRE 44
L'indispensable formation psychologique du médecin

1. « Cette petite fille espérance… l'ESPÉRANCE, dit Dieu, voilà qui est ÉTONNANT… La VERTU QUE J'AIME LE MIEUX, dit DIEU, c'est l'ESPÉRANCE… » (Charles Péguy, *Le Porche du mystère de la deuxième vertu*).
2. Queneau P., Mascret D., *Le malade n'est pas un numéro !*, *op. cit.*

CHAPITRE 45
Formation en thérapeutique : exigence et indépendance

1. Queneau P., Tillement J.-P., « Sécurité du médicament et pharmacovigilance », *Bull. acad. nat. méd.*, 2011, 195 (6), p. 1369-1376, séance du 7 juin 2011.
2. Queneau P., Chabot J.-M., Rajaona H., Boissier C., Grandmottet P., « Iatrogénie observée en milieu hospitalier I », *Bull. acad. nat. méd.*, 1992, 176, p. 511-529 et p. 651-667.
3. Queneau P., *L'Iatrogénie médicamenteuse et sa prévention, rapport* au secrétaire d'État à la Santé, Bernard Kouchner : *www.ladocumentationfrancaise.fr. Ce rapport a fait suite* à la mission que nous avaient confiée J. Barrot et H. Gaymard sur ce thème en 1997.
4. Rapport de la Direction générale de la Santé sur les accidents médicamenteux, 2003.
5. Étude EMIR (Effets indésirables des médicaments : incidence et risque), étude conduite par le Réseau des centres régionaux de pharmacovigilance, 2007.
6. Bégaud B., Costagliola D., Rapport à madame Marisol Touraine, ministre des Affaires sociales et de la Santé, sur la surveillance, et le Rapport sur la surveillance et la promotion du bon usage du médicament en France, septembre 2013.
7. Arrêté interministériel du 5 janvier 2007.
8. Queneau P., Trinh-Duc A. (APNET), Gay B., Druais P.-L. (CNGE), *Thérapeutique en médecine générale*, Éditions GM Santé, 2009.
9. Queneau P, *Rapport de mission sur l'iatrogénie médicamenteuse et sa prévention*, Paris, La Documentation française, 1998.
   Queneau P. et coll., « Effets indésirables médicamenteux observés dans des services d'accueil et d'urgences français (Étude prospective de l'APNET et propositions pour des mesures préventives) », *Bull. acad. nat. méd.*, 2003, 187 (4), p. 647-670.
   Queneau P., « La thérapeutique est aussi la science et l'art de "dé-prescrire"», *Presse méd.*, 2004, 33 (9), p. 583-585 (première mention du mot « déprescrire » dans le titre d'un article indexé en langue française et première définition explicite du mot).
   Queneau P., Mascret D., *Le malade n'est pas un numéro !*, *op. cit.*

Queneau P., Doucet J., Paille F., « Quand "déprescrire" les médicaments chez les personnes âgées pour améliorer leur santé ? Les stratégies médicales chez les sujets âgés », *Bull. acad. nat. méd.*, 2007, 191 (2), p. 271-285.
Dictionnaire médical de l'Académie de médecine, 2016.

10. Mornex R., *Améliorer la pertinence des stratégies médicales, op. cit.*
11. Ahn R., Woobridge A., Abraham A., Saba S., Korenstein D., Madden E., Boscardin W. J., Keyhani S., « Financial ties of principal investigators and randomized controlled trial outcomes : Cross sectional study », *BMJ*, 2017, 356, p. i6770.

CHAPITRE 46

Enseigner et évaluer la compétence ?

1. Llorca G., *in* P. Queneau, D. Mascret, *Le malade n'est pas un numéro !*, *op. cit.*
2. The Protect Study Group, « Year outcomes after monitoring, surgery, or radiotherapy for localized prostate cancer. Patient-reported outcomes after monitoring, surgery, or radiotherapy for prostate cancer », *N. Engl. J. Med.*, 2016, 375, p. 415-424 ; et 2016, 375, p. 1425-1437.
3. Article 17 de l'Arrêté du 8 avril 2013 relatif au régime des études en vue du premier et du deuxième cycle des études médicales (*Journal officiel* du 23 avril 2013, complété par le *Bulletin officiel* du 16 mai 2013, n° 20). Il est précisé dans ce *Bulletin officiel* que les compétences doivent être celles de « clinicien », « communicateur » : « coopérateur, membre d'une équipe soignante pluriprofessionnelle », « acteur de santé publique », « scientifique », « responsable au plan éthique et déontologique ».
   Article 17 : « Un certificat de compétence clinique, dont les modalités sont détaillées en annexe du présent arrêté, est organisé au cours des deux derniers semestres de formation. Ce certificat est destiné à vérifier les compétences acquises par les étudiants et leur capacité à synthétiser les connaissances acquises. Le jury de ce certificat est pluridisciplinaire. »
   Article 20 : « La validation des unités d'enseignement ou des éléments constitutifs des unités d'enseignement et des stages permet l'acquisition des 120 crédits européens correspondants. Le diplôme de formation approfondie en sciences médicales est délivré aux étudiants qui ont validé l'ensemble des unités d'enseignement ainsi que le certificat de compétence clinique. »
4. Queneau P., Mascret D., *Le malade n'est pas un numéro !*, *op. cit.*
5. Queneau P., APNET, « Mieux prescrire », actes du colloque APNET du 15 novembre 1996, *La Presse médicale*, 1997, 26, p. 34-37. Parmi les ouvrages pédagogiques de l'APNET citons : Queneau P., APNET, *Stratégies thérapeutiques et arbres décisionnels*, Springer-Verlag, 1990.
6. Mantz J.-M., Grandmottet P., Queneau P., *Éthique et thérapeutique, témoignages européens*, Strasbourg, Presses universitaires de Strasbourg, 1999.

CHAPITRE 47

Le scandale des internes incompétents !

1. Huguier M., Bertrand D., Milhaud G., *Les Accès à l'exercice de la médecine en France*, rapport à l'Académie nationale de médecine, approuvé en séance du 18 avril 2017, *Bulletin de l'Académie nationale de médecine*, sous presse.
   Jolly D., Ambrosi P., Chaffanjon P., Dreyfuss D., Le Jeunne C., Lorette G., Obert L., Palombi O., Romanet J.-P., « Résultats des épreuves classantes nationales (ECN) 2014 », *Presse méd.*, 2015, 44, p. 533-571 (en ligne sur www.Em-consulte.com/revue/lpm et www.sciencedirect.com).
2. Jacques Bringer, membre de l'Académie nationale de médecine, doyen de la faculté de médecine de Montpellier, « Médecine plus humaine : faut-il réformer les études ? », *Le Figaro* du 17 octobre 2016.
3. Arrêté du 8 avril 2013 relatif au régime des études en vue du premier et du deuxième cycle des études médicales.
4. Jaffiol C., Godeau P., Grosbois B. (au nom de la Commission XVI), *Prise en charge des maladies chroniques. Redéfinir et valoriser le rôle du médecin généraliste*, rapport à l'Académie nationale de médecine, juin 2016, *Bulletin de l'Académie nationale de médecine*.
5. Queneau P., Bringer J., Brunelle F., au nom de la Commission XV de l'Académie nationale de médecine (Enseignement, Recherche, Parcours de formation), Communiqué « Accès aux fonctions d'interne (3e cycle des études médicales). Avant de classer, contrôler le niveau des connaissances », *Bull. acad. nat. méd.*, sous presse, www.academie-medecine.fr.

CHAPITRE 48

Le diplôme d'études spécialisées de médecine générale

1. Arrêté du 22 septembre 2004 fixant la liste et la réglementation des diplômes des études spécialisées de médecine.
2. Arrêté du 12 avril 2017 portant organisation du troisième cycle des études de médecine *JO* du 14 avril 2017. Arrêté du 21 avril 2017 relatif aux connaissances, aux compétences et aux maquettes de formation de diplôme d'études spécialisées et fixant la liste de ces diplômes et des options et formations spécialisées transversales du 3e cycle des études de médecine, *JO* du 28 avril 2017.
3. Arrêté du 21 avril 2017, *ibid.*
4. Taha A., Boulet P., Beis J.-N., Yana J., Ferrat É, Calafiore M., Renard V., « État des lieux de la médecine générale universitaire au 1er janvier 2015 : la construction interne de la FUMG », *Exercer*, 2015, 122, p. 267-282.
5. Rapport « La place et le rôle de la médecine générale dans le système de santé », travaux réalisés à la demande de madame la ministre des Affaires sociales, de la Santé et des Droits des femmes. Rapport officiel remis à madame Marisol Touraine le 9 mars 2015 par le professeur Pierre-Louis Druais.

6. Décret n° 20916-1597 du 25 novembre 2016 relatif à l'organisation du troisième cycle des études de médecine et modifiant le code de l'éducation (*JO* du 27 novembre 2016). *Art. R.* 632-27.
7. Jaffiol C., Godeau P., Grosbois B. au nom de la Commission XVI, rapport approuvé en séance du 21 juin 2016, rapport à l'Académie nationale de médecine, *Prise en charge des malades chroniques. Redéfinir et revaloriser le rôle du médecin généraliste, Bulletin de l'Académie nationale de médecine*, 2016, 200 (6).

CHAPITRE 49

Alerte sur la santé des étudiants et des jeunes médecins

1. Le Blanc A., « Enquête auprès de 21 768 carabins. Alerte sur la santé des jeunes médecins », *Le Généraliste*, 13 juin 2017.
2. Danset A., *La Santé psychique des externes en médecine des universités François-Rabelais de Tours et Paris VII-Diderot, une étude épidémiologique transversale descriptive multicentrique*, thèse de médecine, soutenue publiquement le 13 mars 2017 (thèse dirigée par le professeur Éric Galam).
3. Auslender V., *Omerta à l'hôpital. Le livre noir des maltraitances faites aux étudiants en santé*, Paris, Michalon, 2017.

CHAPITRE 50

Une formation médicale continue *indépendante* !

1. « Les médecins, ayant un tarif quasiment bloqué pendant vingt ans, ont augmenté le volume de leur activité et le montant de leurs prescriptions, ce qui démontre les limites économiques de la seule limitation des tarifs ! », Hartmann L., *L'Évolution des revenus des médecins*, Economica, 2014.
2. Le Noc Y., « De l'indépendance de l'information, à propos des pilules de 3e et 4e génération », *Médecine*, 2016, 7 (12), p. 292-294.
3. Loi n° 2009-879 du 21 juillet 2009 portant réforme de l'hôpital et relative aux patients, à la santé et aux territoires.
4. Ambroise-Thomas P., à l'Académie nationale de médecine, « Propositions pour améliorer les conditions d'exercice des médecins généralistes », *Bull. acad. nat. méd.*, 2005, 189, p. 407-415.

CHAPITRE 51

Développer la recherche en médecine générale

1. Binder P., Heintz A. L., Servant C., Roux M. T., Robin S., Gicquel L., « Dépister les adolescents à risque de suicide en soins premiers : le BITS test », *Exercer*, 2017, 131, p. 108-109.

2. Begué-Simon A.-M., « La souffrance au travail », *Médecine*, 2016, 5 (12), p. 231-235.
3. Batsch E., Lazimi G., Chastang J., Cadwallader J. S., Hommey N., Denantes M., Magnier A. M., Ibanez G., « Profil sociodémographique et motivations des patients venant en consultation de médecine générale sur et sans rendez-vous », *Exercer*, 2017, 131, p. 100.
4. Driot D., Bismuth M., Poutrain J.-C., Birebent J., Berthes A., Oustric S., Dupouy J., « Revue systématique de la primo-prescription de benzodiazépines en soins premiers pour les troubles anxieux et l'insomnie », *Exercer*, 2017, 131, p. 120-123.
5. Ankri J., Collin J., Pérodeau G., « Médicaments psychotropes et sujets âgés : une problématique commune France-Québec ? Synthèse de la littérature », *Sciences sociales et santé.* 2002, 20, p. 35-62 (www.Insee.fr, données 2012).
6. Derriennic J., Odorico M., Le Goff D., Lalande S., Barraine P., Chiron B., Barais M., Le Floch B., Nabbe P., « Comment les médecins généralistes perçoivent la multimorbidité chez leurs patients ? », *Exercer*, 2017, 131, p. 110-117.
7. Batsch E., Lazimi G., Chastang J., Cadwallader J.-S., Hommey N., Denantes M., Magnier AM., Ibanez G., « Profil sociodémographique et motivations des patients venant en consultation de médecine générale sur et sans rendez-vous », *Exercer*, 2017, 131, p. 100. Cathalan T., Ferrat E., Compagnon L., Ghasarossian C., Gocko X., Boulet P., Guéry E., Adeline-Duflot F., Landry C., Renard V., « Opinions des internes sur les modifications à apporter au DES de médecine générale pour en faire un DES "idéal" », *Exercer*, 2017, 131, p. 131-139.

CHAPITRE 52

Des médecins généralistes bientôt élus à l'Académie nationale de médecine ?

1. Les articles 1er et 2 des statuts de l'Académie reproduisent l'article 110 de la *Loi N° 2013-660 du 22 juillet 2013* relative à l'enseignement supérieur et à la recherche.
2. Ambroise-Thomas P. (au nom d'un groupe de travail), *Rôle, mission et attentes des médecins généralistes*, Rapport d'un groupe de travail de l'Académie nationale de médecine, « Propositions pour améliorer les conditions d'exercice des médecins généralistes », *Bull. acad. nat. méd.* 2002, 186, p. 1103-1109.
   Ambroise-Thomas P. (au nom d'un groupe de travail), « Campagnes nationales de prévention assurées par des médecins généralistes. Propositions pour améliorer les conditions d'exercice des médecins généralistes », *Bull. acad. nat. méd.*, 2003, 187, p. 175-177.
   Ambroise-Thomas P. (au nom d'un groupe de travail), « Propositions pour améliorer les conditions d'exercice des médecins généralistes », *Bull. acad. nat. méd.*, 2005, 189, p. 407-415.
   Ambroise-Thomas P. (au nom d'un groupe de travail), « Comment corriger l'inégalité de l'offre de soins en médecine générale sur le territoire national », *Bull. acad. nat. méd.*, 2007, 191, p. 641-651.

SIXIÈME PARTIE

Boîte à idées. Forum

CHAPITRE 54

Un bouillonnement d'idées

1. Hervé C., « L'impératif pour la médecine de demain à l'aune de nos aînés », communication à l'Académie nationale de médecine, séance du 9 mai 2017, *Bulletin de l'Académie nationale de médecine*, sous presse.
2. Bégué P., « La vaccination demeure un des fondements de la médecine préventive », rapport à l'Académie nationale de médecine, *Bull. acad. nat. méd.*, 2015, 199 (6), p. 943-945, séance du 16 juin 2015.
3. Puesch M., *Homo sapiens technologicus. Philosophie de la technologie contemporaine, philosophie de la sagesse contemporaine*, Paris, Le Pommier, 2008, nouvelle édition 2016 (http://michel.puech.free.fr/pages/0hst.html).
4. Bergoignan-Esper C., Dupont M., *Droit hospitalier*, Paris, Dalloz, juin 2017, 10e édition. Cabanis E. A., Kervasdoué J. de, *Informatique et santé, du numérique aux technologies de l'information et de la communication*, rapport académie nationale de médecine et académie des technologies, 24 octobre 2014. Arné J.-L., « Éthique, jurisprudence et télémédecine », *Bull. acad. nat. méd.*, 2014, 1, p. 119-130.
5. Bergoignan Esper C., Dupont M., *Droit hospitalier, op. cit.*
6. Arné J.-L., « Éthique, jurisprudence et télémédecine », art. cit.
7. Décret n° 2010-1229 du 19 octobre 2010 (*JORF* n° 0245 du 21 octobre 2010), pris en application de la loi HPST du 29 juillet 2009 (article R 6316 du Code de la Sécurité sociale).
8. Vidéos sur la télémédecine, « Présentation de la télémédecine, Télé AVC Artois-Hainaut » (CH de Lens), « La télémédecine pour les patients malades chroniques » (CHU de Caen), « La télémédecine pour les patients détenus » (hôpitaux de Lannemezan) ; ministère de la Santé, Direction générale de l'offre de soins (DGOS), sous-direction du pilotage de la performance des acteurs de l'offre de soins (PF), bureau Coopérations et contractualisations (PF3), 14 avenue Duquesne, 75350 Paris 07 SP, courriel : DGOS-PF3@sante.gouv.fr.

Remerciements

À Piem qui a bien voulu nous confier ses dessins si expressifs ;

Aux professeurs Pierre Bégué, Albert-Claude Benhamou, Christophe Bois, Jacques Bringer, Francis Brunelle, Emmanuel-Alain Cabanis, Bruno Falissard, Christian Hervé, Philippe Jaury, Mercè Jourdain, Pierre Godeau ;

Aux docteurs Bernard Accoyer, Christophe Droin, Loïc Hervé, Claude Larangot-Rouffet ;

À Aurélie Chamoux, interne

pour leurs précieuses contributions.

Aux professeurs Xavier Barral, Gilles Bouvenot, Daniel Couturier, Jean-Luc Dubois-Randé, Jean Dubousset, Régis Gonthier, Loïc Guillevin, Jean-Marie Mantz, Jean-Pierre Nicolas, Isabelle Richard ;

Aux docteurs Pierre Gallois, Yves Le Noc et Pierre Tajfel ;

À Suzanne Manin, étudiante

pour leurs conseils avisés.

À Jérome van Wiljand et à l'équipe de la Bibliothèque de l'Académie nationale de médecine ;

À mesdames Chantal de Bourguignon, Éliane Kendjra-Perbet, Marie-Hélène Queneau, Anne-Marie Saumet, secrétaire toujours disponible et efficace

pour leur aide précieuse tout au long de l'élaboration de ce livre.

À madame Odile Jacob, avec notre gratitude pour la confiance qu'elle nous témoigne et le bonheur de publier ce nouvel ouvrage sous sa direction ;

À madame Caroline Rolland, pour ses conseils éclairés et son aide bienveillante.

Table

DEUXIÈME PARTIE

Éloge du médecin généraliste

TROISIÈME PARTIE

Médecins généralistes : une espèce en voie de disparition ? Les déserts médicaux, grande priorité nationale

CINQUIÈME PARTIE

Deux objectifs majeurs pour la formation en deuxième et troisième cycle : compétence et indépendance

SIXIÈME PARTIE

Boîte à idées. Forum

DE PATRICE QUENEAU
CHEZ ODILE JACOB

Le malade n'est pas un numéro ! Sauver la médecine, avec Damien Mascret, 2004.

Soulager la douleur, avec Gérard Ostermann, 1998.

La discussion est ouverte. Nous serions heureux de connaître votre point de vue et d'échanger en nous écrivant à l'adresse ci-dessous :

pat-queneau@orange.fr
de-bourguignon.claude@orange.fr

Achevé d'imprimer en France sur les presses de Jouve
1, rue du Docteur Sauvé, 53100 MAYENNE
N° d'édition : 7381-3905-X – N° d'impression : 2634346L
Dépôt légal : octobre 2017

Imprimé en France